Frank-M. Staemmler

Was ist eigentlich Gestalttherapie?

EHP – Edition Humanistische Psychologie

Hg. Anna und Milan Sreckovic

Deutsche Vereinigung
für Gestalttherapie e.V.

Der Autor

Frank-M. Staemmler, Dr. Dipl.-Psych., geb. 1951, Mitbegründer des ›Zentrums für Gestalttherapie‹ in Würzburg; seit 1976 als Gestalttherapeut, Ausbilder und Supervisor tätig; Autor und Herausgeber zahlreicher Fachartikel und mehrerer Bücher zu gestalttherapeutischen Themen, zuletzt *Das Geheimnis des Anderen. Empathie in der Psychotherapie* (2009); in der EHP erschienen *Ganzheitliches ›Gespräch‹, sprechender Leib, lebendige Sprache* (2003); *Gestalttherapie im Umbruch* (2001) und zusammen mit Rolf Merten: *Aggression, Selbstbehauptung, Zivilcourage* (2006) sowie *Therapie der Aggression* (2008); von 2002 bis 2006 Herausgeber des *International Gestalt Journal*, seit 2007 Mitherausgeber der *Studies in Gestalt Therapy*.

Frank-M. Staemmler

WAS IST EIGENTLICH GESTALTTHERAPIE?

Eine Einführung für Neugierige

Hg. von der Deutschen Vereinigung für Gestalttherapie DVG e.V.

Mit einem Geleitwort von Sabine Engelmann, DVG

EHP
- 2009 -

www.ehp.biz

Geleitwort von Sabine Engelmann, Rottach-Egern (www.se-coaching.de) – Vorstandsmitglied (2005-2009) der Deutschen Vereinigung für Gestalttherapie DVG e.V. (www.dvg-gestalt.de) –

Fotos für Umschlag und Text von Oliver Heisch, Köln (www.oliver-heisch.de) – weitere Informationen zu den Fotos und Abbildungen im Abbildungsverzeichnis –

Bibliografische Information der Deutschen Bibliothek
Die Deutsche Bibliothek verzeichnet diese Publikation in der Deutschen Nationalbibliografie; detaillierte Daten sind im Internet über http://dnb.ddb.de abrufbar.

Umschlagentwurf: Gerd Struwe, Uwe Giese
– unter Verwendung von Fotos aus dem vorliegenden Band –

Satz: MarktTransparenz Uwe Giese
Gedruckt in der EU

ISBN 978-3-89797-062-5

Inhalt

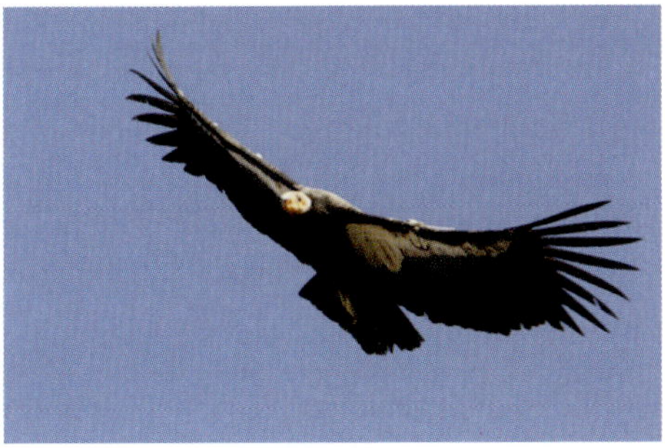

Geleitwort

»Was ist eigentlich Gestalttherapie?« ist eine Frage, die wohl alle Gestalttherapeuten gut kennen. Sie hören sie häufig, meistens als erste Reaktion eines Gesprächspartners, dem sie sich gerade mit ihrer Berufs- oder Tätigkeitsbeschreibung vorgestellt haben.

Die Antwort auf die Frage fällt, je nach Situation und Vorliebe des so gefragten Gestalttherapeuten, unterschiedlich lang aus und wird unterschiedliche Aspekte der Gestalttherapie in den Mittelpunkt stellen: Die einen beginnen historisch und erläutern, was es mit dem Begriff »Gestalt« auf sich hat und wie die Therapie zu ihrem Namen kam. Die anderen erläutern das Konzept vom gelungenen Kontakt im Hier und Jetzt und der Verbindung zu spirituellen Wurzeln in östlichen Weisheitslehren. Wieder andere sprechen davon, dass es in einer Gestalttherapie darum geht, sich selbst besser verstehen zu lernen, um sich so verändern zu können. Allen unterschiedlichen Antworten wird aber vermutlich eine abschließende gemeinsame Erklärung folgen, nämlich dass es sich bei der Gestalttherapie um mehr als bloß ein therapeutisches Verfahren handelt, dessen vielfältige Interventionsmethoden inzwischen gern von anderen Therapieschulen aufgegriffen und integriert werden.

Seit ihren Anfängen vor ca. 60 Jahren hat sich die Gestalttherapie weiter entwickelt, sie hat sich von ihrem Ruf, das lebendigste aber auch ungehorsamste Kind in der Familie der Therapieschulen zu sein, die aus der Psychoanalyse und in Abgrenzung zu ihr entstanden sind, verabschiedet und sich sowohl ein solides theoretisches Fundament gegeben, als auch nachgewiesen, dass ihre Methoden nicht nur lebensnah und kreativ, sondern auch wirksam sind.

Gestalttherapeuten arbeiten nicht nur im therapeutischen Umfeld, in Praxen und Kliniken, man begegnet ihnen auch im Kontext von Schulen, Beratungsstellen oder anderen sozialen Einrichtungen. Und auch im weiten Feld der Organisationsberatung trifft man auf zahlreiche Trainer, Berater und Coaches, die die dialogische Grundhaltung und die Vorgehensweisen der Gestalttherapie in ihrer Arbeit anwenden.

Das heißt auch, dass sich der Kreis derer, die sich oder ihrem Gegenüber die Frage stellen, was Gestalttherapie eigentlich ist, im Laufe der Zeit verändert und erweitert hat.

Die Deutsche Vereinigung für Gestalttherapie (DVG), der Dachverband der Gestalttherapeuten in Deutschland, freut sich, dass hier nun eine Einführung vorliegt, die historisch aktuell, praxisnah und theoretisch fundiert erläutert, welches (therapeutische) Beziehungsverständnis die Gestalttherapie auszeichnet, welches Menschenbild sie prägt und welches Vorgehen sie so lebendig und gegenwartsbezogen sein lässt. All diejenigen, denen das rein verstandesmäßige Verstehen nicht reicht, finden am Ende des Buches Hinweise, wo und wie man Gestalttherapeuten und -therapeutinnen findet.

Denn was Gestalttherapie eigentlich ist, erfährt man am besten am eigenen Leib.

Berlin, im Januar 2009
Sabine Engelmann, für den Vorstand der DVG

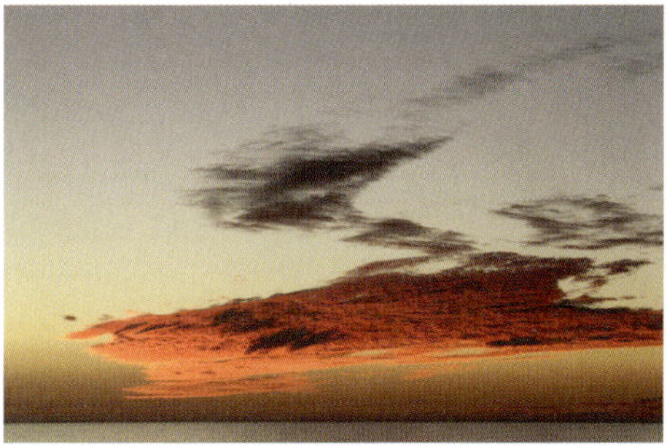

1. Am Anfang

Liebe Leserin, lieber Leser,

in diesem Buch möchte ich als Autor Sie als Leserin bzw. Leser gerne direkt ansprechen – so direkt, wie das in einem Buch eben möglich ist. Denn der unmittelbare Kontakt zwischen den Beteiligten ist ein wesentliches Merkmal in der Gestalttherapie. Und Sie haben, wie ich vermute, dieses Buch ja zur Hand genommen, um etwas darüber herauszufinden, was Gestalttherapie eigentlich ist.

Damit Sie eine Idee haben, wer ich bin, möchte ich mich Ihnen eingangs kurz vorstellen: Ich habe Psychologie studiert, mit einem Diplom abgeschlossen und später noch promoviert; ich arbeite seit mehr als 30 Jahren als Psychotherapeut. Gemeinsam mit Kollegen[1] arbeite ich in einer psychotherapeutischen Praxis und einem Ausbildungsinstitut, dem *Zentrum für Gestalttherapie* in Würzburg. Außerdem befasse ich mich intensiv mit der Theorie der Psychotherapie und habe dazu eine Reihe von Texten geschrieben. Privat lebe ich gemeinsam mit meiner Frau, die gleichfalls Gestalttherapeutin ist, in einem kleinen Winzerdorf vor den Toren Würzburgs. Unser Sohn und unsere Tochter sind inzwischen erwachsen und führen ihr eigenes Leben.

Da Sie sich mir nicht selbst vorstellen können, möchte ich wenigstens ein paar Worte dazu sagen, wie ich mir Sie vorstelle: Offenbar wollen Sie etwas über die Gestalttherapie erfahren, sonst

1 Um lästige Wiederholungen (z.B. »Kollegen und Kolleginnen«) zu vermeiden, wähle ich abwechselnd in einem Kapitel die männliche und im nächsten die weibliche Form.

hätten Sie sich dieses Buch nicht besorgt. Es könnte sein, dass Sie in irgendeinem beruflichen Kontext darauf gestoßen sind – vielleicht als Lehrer, Sozialarbeiter oder Richter – und sich gerne ein genaueres Bild machen wollen. Sie haben bisher nur das Wort »Gestalttherapie« gehört oder gelesen, aber wissen noch nicht recht, was sich dahinter verbirgt. Vielleicht sind Sie aber auch gerade in einer schwierigen Lebenslage und auf der Suche nach psychotherapeutischer Unterstützung. Irgendjemand hat Ihnen geraten, sich an einen Gestalttherapeuten zu wenden, und jetzt sind Sie neugierig zu erfahren, was sie dort erwartet.

Da Sie sich für die Gestalttherapie im Besonderen interessieren, haben Sie wahrscheinlich schon eine Idee davon, um was es in einer Psychotherapie im Allgemeinen geht: persönliche Entwicklung und Veränderung im Dialog mit einem kompetenten Gegenüber. Genauer gesagt geht es nicht nur um persönliche Entwicklung und Veränderung *im* Austausch mit einer qualifizierten anderen Person, sondern auch um Entwicklung und Veränderung *durch* diesen Austausch. Die Psychotherapie bedient sich vorwiegend *psychologischer* Mittel[2] – etwa im Unterschied zur Psychiatrie, deren therapeutische Vorgehensweise sich zu einem beträchtlichen Teil auf die Gabe von Medikamenten stützt.

Auch die Gestalttherapie bedient sich psychologischer Mittel, aber diese Mittel sind nicht genau dieselben wie bei einer anderen psychotherapeutischen Methode. Eben darin liegt ja das, was die Gestalttherapie im Besonderen ausmacht. Und darum soll es in diesem Buch gehen. Ich möchte Ihnen eine Vorstellung davon vermitteln, was das Spezielle ist, das einen Menschen erwartet, wenn er zu einem Gestalttherapeuten geht, und welche theoretischen Konzepte dahinter stehen.

An dieser Stelle muss ich allerdings eine kleine Warnung einfügen: Wenn ich im Weiteren von »einer Gestalttherapie«, »einer Gestalttherapeutin«, einem »Gestalttherapeuten« oder auch von »uns Gestalttherapeuten« spreche, dann enthalten solche Formulierungen natürlich Verallgemeinerungen, die im Einzelfall nicht immer genauso zutreffen müssen. Meine Beschreibungen charakterisieren

2 Dessen ungeachtet kann es manchmal sinnvoll sein, die Psychotherapie um eine medikamentöse Behandlung zu ergänzen.

daher nur *im Großen und Ganzen*, was Sie von Gestalttherapeuten erwarten können. Es ist wie bei Ähnlichkeiten in den Gesichtern von Geschwistern: Man kann erkennen, dass sie einer Familie entstammen, auch wenn einzelne Gesichtszüge von Person zu Person recht unterschiedlich ausgeprägt sein können und es bisweilen schwierig ist, genau zu benennen, worin die Ähnlichkeiten bestehen.

So können auch die Arbeitsweisen von Gestalttherapeuten sehr unterschiedlich sein, während man ihnen zugleich anmerkt, dass sie miteinander ›verwandt‹ sind. Diese Unterschiedlichkeit ist bei aller Gemeinsamkeit durchaus erwünscht, denn Gestalttherapeuten schätzen grundsätzlich die besondere Eigenart jedes Menschen mit seinen speziellen Fähigkeiten und Ausdrucksweisen – nicht nur bei ihren Klienten, sondern auch bei sich selbst. Deshalb liegt es ihnen nicht, strikte Regeln darüber aufzustellen, wer als Gestalttherapeut gelten darf und wer nicht. Es gibt keine »wahre Lehre«, und niemand wird ausgeschlossen, nur weil er anders denkt oder arbeitet als andere, auch wenn als Konsequenz daraus die ›Familienähnlichkeit‹ manchmal nicht leicht zu erkennen ist.

Die Gestalttherapie ist ein modernes psychotherapeutisches Verfahren, das sich weniger an dem traditionellen medizinischen Krankheitsmodell und festgelegten Normen davon orientiert, was als »richtig« und »falsch« oder als »gesund« und »krank« gilt (darum sprechen Gestalttherapeuten auch lieber von »Klienten« als von »Patienten«); wichtiger ist ihr die Vielseitigkeit von Menschen und deren Vorstellungen davon, wie sie mit anderen Menschen und der Welt insgesamt in Kontakt sein und sich dadurch individuell entwickeln wollen. Gestalttherapeuten wollen dieser Vielfalt gerecht werden. Sie fördern die persönliche Veränderung ihrer Klienten, indem sie sie dabei unterstützen, mit sich selbst und anderen Menschen aktiv neue Erfahrungen zu machen, auf lebendige Weise neue Erlebens- und Verhaltensweisen zu erlernen und bestehende Schwierigkeiten zu überwinden. Frederick S. Perls, der die Gestalttherapie gemeinsam mit seiner Frau Lore Perls begründete, hat einmal gesagt, »daß Lernen Entdecken ist« (1981, 89).[3]

3 Die Quellen zu den Literaturhinweisen im Text finden Sie am Ende dieses Buchs in der Literaturliste, falls sie nicht schon in dem zugehörigen Kasten am Ende des jeweiligen Kapitels enthalten sind.

Deshalb wird in einer Gestalttherapie nicht nur geredet, sondern auch ausprobiert und experimentiert: mit Verhaltensweisen, körperlichen Bewegungen und Haltungen, mit Gedanken, Gefühlen und Einstellungen, und zwar sowohl mit den altbekannten als auch mit möglichen neuen. Es werden möglichst *alle* Bereiche menschlicher Erfahrung einbezogen und erforscht, der zwischenmenschliche Bereich, der emotionale, der körperliche und der intellektuelle Bereich. Gestalttherapeuten sind überzeugt, dass nur alle Bereiche *gemeinsam* jene ganzheitliche Gestalt bilden, die einen Menschen ausmacht – daher auch der Begriff »*Gestalt*-therapie«.

Das alles findet auf lebensnahe, realistische Art statt, und bezieht sich primär auf das aktuelle Leben der Klienten. Der für die Gestalttherapie typische Stil zeigt sich auch darin, dass ein Gestalttherapeut seinen Klienten trotz seiner Qualifikation nicht in der Rolle eines überlegenen Experten gegenübertritt. Er begegnet ihnen vielmehr als ein persönlich erkennbarer, verständnisvoller Mensch, der sie mit Interesse und Engagement auf ihrer Entdeckungsreise begleitet. Seine Qualifikation besteht in seinen Kompetenzen als *Begleiter*, die er sich in seiner Ausbildung und seiner eigenen Therapie erworben hat. Aus dieser anregenden und zuverlässigen Begleitung können sich für die Klienten eine Menge Ermutigung und Sicherheit ergeben, die sie für ihren zwar manchmal beängstigenden und mühevollen, aber immer auch bereichernden Veränderungs- und Entwicklungsprozess benötigen.

Mit den letzten drei Absätzen habe ich Ihnen schon eine erste, kurze Beschreibung der Gestalttherapie gegeben. Sie lässt sicher noch viele Fragen offen oder ruft womöglich sogar neue Fragen hervor. Im Weiteren werde ich mehr ins Detail gehen: Ich werde in jedem Kapitel die Gestalttherapie unter einem bestimmten Blickwinkel beschreiben; die jeweiligen Überschriften sind als Fragen formuliert und zeigen dadurch an, welche Antworten ich Ihnen darin zu geben versuche. Wenn Sie an bestimmten Aspekten besonders interessiert sind, können Sie die entsprechenden Kapitel zuerst lesen und die anderen später. Sie müssen nicht unbedingt alle Kapitel in der vorliegenden Reihenfolge durchgehen, denn ich habe mich bemüht, sie so zu schreiben, dass sie weitgehend aus sich selbst heraus zu verstehen sind.

Bevor ich zum Schluss dieser Einleitung komme, sind mir noch eine persönliche Bemerkung sowie ein paar formale Hinweise wichtig:

Ich habe mich viele Jahre lang mit der Theorie der Gestalttherapie beschäftigt und bin auf diesem Gebiet in gewisser Weise Experte. Aber das hat seine Schattenseiten, zu denen auch gehört, dass es für mich gar nicht mehr so einfach ist, meine Gedanken so zu formulieren, dass sie für eine Leserschaft, die nicht aus Fachleuten besteht, verständlich sind. Ein Kollege hat einmal geschrieben: »›Was ist eigentlich Gestalttherapie?‹ – Die Frage kann auch sehr erfahrene GestalttherapeutInnen in Verlegenheit bringen« (Fuhr 1999, 417).

Deshalb habe ich einige Bekannte und mir Nahestehende, die sich zuvor mit der Gestalttherapie nicht beschäftigt hatten, gebeten, das Manuskript kritisch durchzusehen. Sie haben mir hilfreiche Hinweise gegeben, die in die Endfassung dieses Textes eingegangen sind. Bei ihnen will ich mich an dieser Stelle herzlich für ihre Hilfe bedanken: Anton Gessner, Elke Hammerbacher, Tanja Pries, Katinka Staemmler und Margret Staemmler.[4]

Und jetzt noch zum Formalen: Im Text sind einige Wörter rot gesetzt. Die Farbe soll Sie darauf aufmerksam machen, dass es sich bei einem solchen Wort um einen für die Gestalttherapie wesentlichen Namen oder ein wichtiges Konzept handelt; ich hebe es auf diese Weise hervor, wenn es zum ersten Mal auftaucht. Am Schluss eines jeden Kapitels gebe ich Ihnen einige Hinweise auf *ergänzende Literatur*, die sich ausführlicher mit der in dem jeweiligen Kapitel behandelten Frage befasst.

Gleichfalls farblich abgesetzt sind markante Zitate, die ich in kleinen Textboxen eingefügt habe. Sie sollen die Gedanken verdeutlichen, die ich an der entsprechenden Stelle darstelle, und Ihnen in der eigenen Sprache einiger für die Gestalttherapie wichtiger Autoren bestimmte Aspekte dieser Gedanken noch einmal prägnant vermitteln.

---

4 Fachliche Anregungen und kollegiales Feedback bekam ich außerdem von Werner Bock, Sabine Engelmann, Rolf Merten, Sibylle Riffel und Barbara Staemmler. An sie geht mein Dank ebenso wie an Oliver Heisch für seine engagierte Fotoarbeit und an Andreas Kohlhage von der Edition Humanistische Psychologie, der dieses Buchprojekt von Anfang an mit Enthusiasmus und verlegerischer Kompetenz begleitet hat.

Am Ende dieses Buches (Kapitel 10) finden Sie dann noch Antworten auf einige spezielle Fragen, die mir in Erstgesprächen häufig gestellt werden.

Und nun wünsche ich Ihnen eine interessante und anregende Lektüre.

Ergänzende Literatur zur Einführung in die Gestalttherapie

Clarkson, P., & Mackewn, J. (1995). *Frederick S. Perls und die Gestalttherapie.* Köln: Edition Humanistische Psychologie.

DeRoeck, B.-P. (1985). *Gras unter meinen Füßen – Eine ungewöhnliche Einführung in die Gestalttherapie.* Reinbek: Rowohlt.

Dinslage, A. (1992). *Gestalttherapie – Was sie kann, wie sie wirkt und wem sie hilft.* Mannheim: PAL.

Doubrawa, E., & Blankertz, S. (2000). *Einladung zur Gestalttherapie.* Wuppertal: Hammer.

Perls, F.S. (1998). *Was ist Gestalttherapie?* Wuppertal: Hammer.

Petzold, H.G. (1984). Die Gestalttherapie von Fritz Perls, Lore Perls und Paul Goodman. *Integrative Therapie 10/1-2*, 5-72.

Staemmler, F.-M. (1999). Entdeckungen – Was es in einer Gestalttherapie zu lernen gibt. *Gestalt-Kritik 8/2*, 42-48.

Süss, H.-J., & Martin, K. (1978). Gestalttherapie. In L. Pongratz (Hg.), *Handbuch der Psychologie in 12 Bänden, Bd. VIII/2 – Klinische Psychologie* (S. 2725-2750). Göttingen: Hogrefe.

2. Wie sieht die persönliche Beziehung in der Gestalttherapie aus?

Es mag überraschend für Sie sein, dass ich damit beginne, die Gestalttherapie unter dem Aspekt der Beziehung zwischen Therapeutin und Klientin zu beschreiben. Aber ich tue das absichtlich, denn in der Tat sind Gestalttherapeutinnen der Meinung, dass die therapeutische Beziehung in mehrfacher Hinsicht zentrale Bedeutung hat.

Da ist zunächst die Notwendigkeit des Vertrauens der Klientin zur Therapeutin. Ohne Vertrauen in die Kompetenz und Integrität der Therapeutin und auch darauf, dass sie selbstverständlich die Schweigepflicht wahrt, würde keine Klientin über ihre ganz privaten und manchmal intimen Schwierigkeiten sprechen. Die ersten Sitzungen einer Therapie haben darum in der Regel viel mit dem Aufbau von Vertrauen zu tun. Ein wichtiger Aspekt ist dabei für die meisten Klientinnen die Frage, ob sie sich von ihrer Therapeutin wirklich *verstanden* fühlen. Gestalttherapeutinnen wissen, dass Menschen in der Regel nur dann das Gefühl entwickeln, verstanden zu werden, wenn ihr Gegenüber nicht nur intellektuell begreift, um was es ihnen geht, sondern auch emotional mitschwingt und Anteilnahme empfindet.

Unter Anderem aus diesem Grund zeigen Gestalttherapeutinnen sich ihren Klientinnen als lebendige Menschen. Sie versuchen nicht, so zu tun, als seien sie unbeteiligte Beobachterinnen eines Geschehens, das sie nichts anginge. Vielmehr lassen sie sich immer wieder auf eine Begegnung mit ihren Klientinnen ein, in der sie selbst auch sichtbar werden – als die Personen, die sie sind. Das hilft den

Menschen, die ihre Hilfe suchen, sich anzuvertrauen, denn das tun Menschen normalerweise nur, wenn sie wissen, mit wem sie es zu tun haben.

Das bedeutet natürlich nicht, dass eine Gestalttherapeutin die Begegnung mit ihrer Klientin dazu nutzt, über ihre eigenen privaten Angelegenheiten zu sprechen. Das Thema, um das es geht, ist selbstverständlich immer primär das Thema der Klientin. Aber das hat oft damit zu tun, was in den *Beziehungen* zwischen der Klientin und Anderen abläuft, wozu auch die Beziehung zwischen der Klientin und ihrer Therapeutin gehört. Deshalb spielt das, was *zwischen* den Beteiligten geschieht, während sie sich mit der Thematik der Klientin beschäftigen, eine wichtige Rolle für die Therapie und macht es notwendig, dass die Therapeutin mit dem erkennbar wird, was in ihr in *diesem* Zusammenhang vorgeht.

Ihre persönlichen Mitteilungen sind also *bezogen* auf die aktuelle Situation der Klientin. Das oben schon genannte Mitgefühl ist ein Beispiel dafür: Die Klientin einer Gestalttherapeutin kann erwarten, dass diese ihr Mitgefühl für das Leiden ihrer Klientin auch zum Ausdruck bringt, wenn sie es empfindet. In einer anderen Situation sagt die Therapeutin vielleicht betroffen: »Wenn ich Deine Geschichte höre, wird mir ganz mulmig.« Oder sie richtet sich auf und sagt: »Jetzt, wo Sie nicht mehr darüber sprechen, was Sie gestern alles getan haben, sondern auch sagen, wie es Ihnen dabei ging, werde ich richtig neugierig.«

> »Wenn er [ein Therapeut] seinen eigenen Stil nicht gefunden hat, wenn er sich selbst nicht ins Spiel bringen kann und den Modus ..., den die Situation verlangt, nicht der Eingebung des Augenblicks folgend erfindet, ist er kein Gestalttherapeut.« (Perls 1980, 170)

Die persönliche Präsenz der Gestalttherapeutin hilft der Klientin allerdings nicht nur, ihr zu vertrauen, sich verstanden und anteilnehmend unterstützt zu fühlen. Es geht dabei auch noch um andere Ebenen, die für den Fortschritt der Therapie wesentlich sind. Das hängt mit zwei Grundsätzen zusammen, die für die Gestalttherapie wesentlich sind:

- »Der Mensch wird am Du zum Ich.«
- Nur das, was erst einmal ohne negative Bewertungen und mit freundlicher Aufmerksamkeit betrachtet, erspürt und erforscht wird, kann sich dann im Weiteren auch ändern.

Die erste Aussage stammt von Martin Buber (1936, 36), dessen Schriften einen großen Einfluss auf die heutige Gestalttherapie ausgeübt haben. Sie markiert eine grundlegende Einsicht in die psychische Entwicklung von Menschen. Sie gilt für Neugeborene, Säuglinge und Kleinkinder, aber in gewissem Maße auch noch für Jugendliche und Erwachsene. Es ist die Einsicht in die Tatsache, dass Menschen vom Anfang ihres Lebens an immer auf andere Menschen bezogen sind und in ständigem Austausch mit ihnen leben. Das klingt vielleicht banal, ist es bei genauerer Betrachtung jedoch keineswegs. Denn es bedeutet, dass es unsere *Beziehungen* sind, die uns zu den Menschen werden lassen, die wir jeweils sind. Deswegen sagt Buber, »die Krankheiten der Seele sind Krankheiten der Beziehung« (1965, 155). Und das heißt umgekehrt auch, dass es heilsame Beziehungen sind, die es uns ermöglichen, *anders* zu werden, als wir bislang geworden sind, wenn wir das wollen.

Lassen Sie mich Ihnen ein Beispiel geben: Stellen Sie sich die Angestellten einer Firma vor, deren Chef auf sehr autoritäre und aggressive Weise mit ihnen umgeht. Wenn jemand nicht genau so funktioniert wie gefordert, wird er zurechtgewiesen, angeschnauzt oder kurzerhand rausgeschmissen. Da es sich um eine Macht- und Abhängigkeitsbeziehung handelt, weil die Angestellten nicht ohne Weiteres einen anderen Job finden können, ist die Wahrscheinlichkeit hoch, dass sie sich im Arbeitskontext möglichst angepasst verhalten werden, um nichts zu riskieren. Vielleicht revoltiert mal einer, dem der Kragen platzt oder der nichts zu verlieren hat, aber die meisten werden sich um Unauffälligkeit bemühen und versuchen, ihre Arbeit erwartungsgemäß zu erledigen. Ihre Unzufriedenheit mit den gegebenen Verhältnissen werden sie in der Regel nur unter einander äußern, manchmal über den Chef lästern oder ihn vielleicht heimlich sabotieren. Manch einer wird eventuell sogar richtig erfinderisch in seinen Aktivitäten, seinem Vorgesetzten das Leben schwer zu machen und sich zugleich dabei nicht erwischen zu lassen.

In der Gestalttherapie sprechen wir davon, dass Menschen sich an ihre jeweilige Umgebung »kreativ anpassen«. Kurz und grob gesagt, werden viele Angestellte *im Rahmen ihrer Beziehung mit diesem Vorgesetzten* zu mehr oder weniger scheinheiligen Duckmäusern – nicht etwa weil sie das von sich aus und im Allgemeinen wären, sondern weil diese Beziehungssituation ihnen das nahe legt! In anderen Beziehungen, z.B. denen zu ihren Partnern zuhause, können dieselben Angestellten, die ihrem Chef unterwürfig gegenübertreten, selbstbewusst, offen und liebevoll sein. Das ist eine alte Weisheit, die man schon in Lao Tses (1980) *Tao Te King*[5] finden kann – manches in der Gestalttherapie hat übrigens gewisse Ähnlichkeiten mit den Einsichten östlicher Weisheit:

> Wenn das Land mit leichter Hand gelenkt wird,
> Sind die Menschen einfach.
> Wenn das Land mit Strenge beherrscht wird,
> Sind die Menschen verschlagen.

Die Erkenntnis, dass Menschen sich je nach Beziehungen und Situationen unterschiedlich verhalten und entwickeln, nehmen wir in der Gestalttherapie sehr ernst, und zwar so ernst, dass wir sie auch konsequent auf die Beziehung anwenden, die wir selbst mit unseren Klientinnen eingehen. Jetzt verstehen Sie vielleicht besser, warum ich oben geschrieben habe, dass wir unseren Klientinnen nicht als allwissende Expertinnen begegnen. Denn wenn wir sie so ansprechen würden, als wären wir die ›Besserwisserinnen‹ und ›Durchblickerinnen‹, die die Lösungen für die Probleme unserer Klientinnen schon im Voraus kennen, käme das einer Einladung an sie gleich, sich selbst für unwissend, inkompetent oder hilflos zu halten und sich dementsprechend zu verhalten.

Da wir mit ihnen aber eine Beziehung aufbauen wollen, in der sie sich zunehmend besser selbst zu verstehen lernen und sich zu selbstbewussteren und autonomeren Menschen entwickeln können, bieten wir ihnen einen gleichberechtigten Austausch an, in dem wir

---

5 Das *Tao Te King* stammt wohl aus dem sechsten Jahrhundert vor unserer Zeitrechnung und enthält die Grundlegung der alten chinesischen Naturphilosophie bzw. der Religion des Taoismus.

zwar einerseits mit kreativen Anregungen und dem Schatz unserer Erfahrungen präsent sind, aber zugleich stets darauf achten, ob das, was wir unseren Klientinnen vorschlagen, für sie auch wirklich passt oder unter ihrer Mitwirkung auf die eine oder andere Art abgewandelt und noch genauer auf sie ›zugeschnitten‹ werden muss.

Diese Einstellung gilt sogar für die Diagnose, d.h. die Antwort auf die Frage, worin das Problem genau besteht. Nach unserer Erfahrungen haben Klientinnen in der Psychotherapie dazu nämlich Wesentliches und Spezielles zu sagen, dem man nicht gerecht wird, wenn man ihnen kurzerhand ein diagnostisches Etikett verpasst. Darum ist die Stellung einer Diagnose in der Gestalttherapie ein *gemeinsamer* Klärungsprozess zwischen Therapeutin und Klientin, zu dem beide aus ihrer jeweiligen Sicht beitragen – bis sie zu einer Einigung darüber gelangen, was das zu bearbeitende Problem genau ist. Ein Etikett würde die Klientin überdies mehr oder weniger festschreiben. Eine Festlegung kann jedoch nicht der Sinn eines therapeutischen *Veränderungs*prozesses sein. Gerade wenn die Therapie Wirkung zeigt und eine Veränderung stattfindet, ist die zunächst gestellte Diagnose überholt. Eine neue Klärung der Frage, um was es nun als Nächstes gehen soll, ist dann erforderlich. So wird dieser kontinuierliche Klärungsprozess Teil der Therapie und hat selbst häufig eine heilsame Wirkung, weil er der Klientin immer wieder zu einem aktualisierten, vollständigeren und oft auch differenzierteren Verständnis von sich selbst verhilft.

Wenn sie zum ersten Mal zu uns kommen, erwarten manche unserer Klientinnen nicht, dass wir so mit ihnen umgehen, und sind verwundert, dass sie nicht wie bei einem üblichen Arztbesuch nur kurz ihre Beschwerden schildern dürfen, um dann mit einem Rezept wieder entlassen zu werden. Aber so mit ihnen umzugehen entspräche nicht unserer Haltung; deshalb nehmen wir uns Zeit, mit ihnen eingehend zu besprechen, worunter sie genau leiden oder womit sie in ihrem Leben unzufrieden sind. Denn nach unserer Erfahrung – und hier wird jetzt der zweite oben genannte Grundsatz relevant – hilft es bei psychischen Problemen oft nicht nachhaltig, mit einem knappen Ratschlag bedacht zu werden. Vielmehr ist es wichtig, dass alle Aspekte der unbefriedigenden Situation, die die Klientin bedrücken, in aller Ruhe untersucht und in ihren vielfältigen und oft komplexen Zusammenhängen beleuchtet werden. Damit ist keineswegs nur eine nüchterne ›Problemanalyse‹ gemeint, sondern insbesondere auch ein aufmerksames und konzentriertes Wahrnehmen, Spüren und Erleben, bei dem die mit der schwierigen Situation verknüpften Gefühle, Stimmungen, Körperempfindungen und Bedeutungen möglichst unverfälscht und in vollem Umfang deutlich werden können.

Auch dafür ist die Beziehung wichtig: Nicht nur, weil natürlich vier Augen mehr sehen als zwei, sondern vor allem, weil die Augen des Anderen *aus einer anderen Perspektive* schauen und daher auch andere Aspekte bemerken können als die eigenen Augen. Was aus dieser anderen Perspektive sichtbar wird, ist natürlich nicht richtiger oder wahrer als das, was dem eigenen Blickwinkel zugänglich ist. Beide Perspektiven haben, auch wenn sie zu unterschiedlichen Eindrücken führen, prinzipiell dieselbe Berechtigung. Gerade durch ihre Gleichwertigkeit kann ein umfassenderes Gesamtbild der Problematik entstehen, wodurch sich zugleich auch der Stellenwert einzelner Aspekte verändert. Damit wandelt sich dann das Gesamtbild und eröffnet neue Handlungsmöglichkeiten.

Dazu ist wiederum Vertrauen nötig, das zu entwickeln wir Gestalttherapeutinnen unseren Klientinnen u.a. dadurch erleichtern, dass wir uns überwiegend darauf konzentrieren, was wir an ihnen (und parallel dazu auch in uns selbst) *wahrnehmen* und mit ihnen unmittelbar *erleben* können. Anders gesagt, als Gestalttherapeutinnen verzichten wir nach Möglichkeit darauf, über die Erfahrungswelt unserer Klientinnen zu *spekulieren* oder ihre Motivationen ›tiefen‹-psychologisch zu *interpretieren*. Wir beschreiben lieber unsere unmittelbaren Eindrücke von der Art und Weise, wie sie auf uns wirken, und bleiben so möglichst nahe an der leicht zugänglichen Erfahrung beider Beteiligten. »Statt primär Inhalte zu interpretieren, arbeiten Gestalttherapeuten ... vorrangig mit ihrer Wahrnehmung und versuchen das, was sie sehen, hören und spüren, zu beschreiben und ihren Klienten zurückzumelden. Sie graben nicht in den Tiefen der Seele oder des Unterbewußten« (Bock 2000, 130). Denn wir sehen uns selbst, wie gesagt, nicht als die Art von Expertinnen, die glauben, einen gültigeren Zugang zum Denken und Fühlen anderer Menschen zu haben als diese selbst. Das erspart den Klientinnen unnötige Beschämungen und ist außerdem schlicht ehrlicher und glaubwürdiger; denn niemand, auch keine Psychotherapeutin, hat den berüchtigten »Röntgenblick«.

Eine Gestalttherapeutin, der die kraftlose Stimme ihrer Klientin auffällt, wird daher z.B. nicht der aus irgendeiner Theorie abgeleiteten Vermutung Ausdruck geben, dass sich hinter der leisen Stimme vielleicht unterdrückte Aggressivität oder ein anderes, der gemeinsamen Erfahrung unzugängliches Motiv verbirgt, sondern sie wird eher beschreiben, was sie mit ihren Sinnen wahrnimmt und dabei unmittelbar erlebt, und dann vielleicht so etwas sagen wie, »deine Stimme klingt schwach und leise, und du wirkst auf mich hoffnungslos.« Erfahrungsgemäß erleben Klientinnen solche Mitteilungen meist als unterstützend, weil sie sich dadurch verstanden fühlen können. Und manches beginnt sich zum Besseren zu wenden, wenn es ins Licht des freundlichen Erkanntwerdens getaucht wird.

> »Veränderung geschieht, wenn jemand wird, was er ist, nicht wenn er versucht, etwas zu werden, das er nicht ist. Veränderung ergibt sich nicht aus einem Versuch des Individuums oder anderer Personen, seine Veränderung zu erzwingen, aber sie findet statt, wenn man sich die Zeit nimmt und die Mühe macht, zu sein, was man ist; und das heißt, sich voll und ganz auf sein gegenwärtiges Sein einzulassen.«
> (Beisser 1998, 144)

Die Haltung, die in solchen Verhaltensweisen von Gestalttherapeutinnen zum Ausdruck kommt, nennen wir »dialogisch«. Sie ist geprägt vom Respekt vor der Einzigartigkeit und Andersartigkeit des anderen Menschen, dessen Würde zu achten und zu schützen uns fast noch wichtiger ist als das Engagement, mit dem wir uns darum bemühen, ihn in seiner jeweiligen Erfahrungswelt zu verstehen.[6] Die dialogische Haltung bedeutet darum auch die Bereitschaft, in ein Gespräch einzutreten, in dem die Klientinnen prinzipiell genauso viel und genauso Wichtiges zu sagen haben wie die Therapeutinnen, und in dem es sich bei dem, was dabei herauskommt, um *gemeinsa-*

6 Die Achtung der Würde des Anderen ist für Gestalttherapeutinnen der wichtigste Wert, denn ohne ihn kann sogar das Bemühen um Verständnis negative Formen annehmen und z.B. besitzergreifend werden.

me Entdeckungen der Beteiligten handelt, die keine von ihnen allein hätte machen können.

> »Dieser Mensch ist anders, wesenhaft anders als ich, und diese seine Anderheit meine ich, weil ich ihn meine, ich bestätige sie, ich will sein Anderssein, weil ich sein Sosein will.« (Buber 1984, 233)

Aus Sicht der Klientinnen heißt das, sie können in einer Gestalttherapie etwas wirklich Neues über sich herausfinden, das ihren bisherigen Horizont übersteigt, ohne dass sie sich dafür der Sichtweise einer Anderen (der Therapeutin) unterordnen oder anpassen müssen. Denn sie waren an der Erarbeitung und Entdeckung des Neuen von Anfang bis Ende selbst aktiv beteiligt.

Ergänzende Literatur zur gestalttherapeutischen Beziehung

Doubrawa, E., & Staemmler, F.-M. (Hg.) (2003). *Heilende Beziehung – Dialogische Gestalttherapie* (zweite, erweiterte Auflage). Wuppertal: Hammer.

Gremmler-Fuhr, M. (1999). Dialogische Beziehung in der Gestalttherapie. In R. Fuhr, M. Sreckovic & M. Gremmler-Fuhr (Hg.), *Handbuch der Gestalttherapie* (S. 393-416). Göttingen: Hogrefe.

Schmidt-Lellek, C. (2001). Ich und Du – Dialogische Beziehung und sokratisches Gespräch. In F.-M. Staemmler (Hg.), *Gestalttherapie im Umbruch – Von alten Begriffen zu neuen Ideen* (S. 143-175). Köln: Edition Humanistische Psychologie.

Staemmler, F.-M. (1993). *Therapeutische Beziehung und Diagnose – Gestalttherapeutische Antworten.* München: Pfeiffer bei Klett-Cotta.

Yontef, G.M. (2004). Zum Aspekt der Beziehung in Theorie und Praxis der Gestalttherapie. *Gestalt-Kritik 13/1,* 30-59.

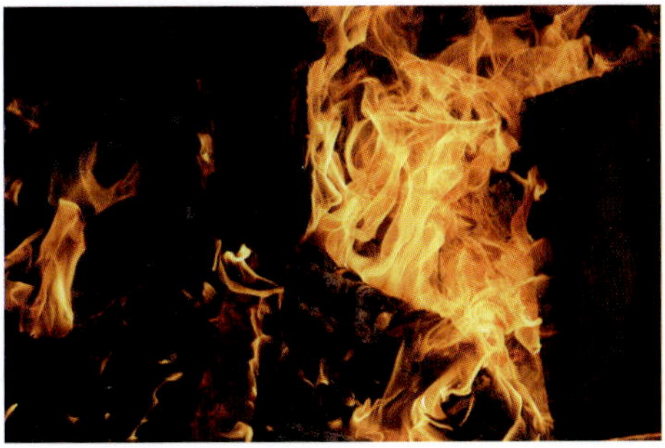

3. Wie sieht die Gestalttherapie den Menschen in der Welt?

Um es gleich anfangs auf den Punkt zu bringen, könnte man sagen: Aus Sicht der Gestalttherapie hat der Mensch im Prinzip ein im weitesten Sinne *erotisches* Verhältnis zur Welt; und da, wo er sich nicht mehr in erotischer Weise auf die Welt beziehen kann, leidet er und braucht Hilfe dafür, sein erotisches Verhältnis zur Welt wieder zu finden bzw. wieder zu beleben. Unter einem erotischen Verhältnis zur Welt stelle ich mir hier Folgendes vor:

> Die Verbindung zur Welt, das Angezogensein wie das Angetriebensein, Neugierde, ... das Zugangverschaffen zu Menschen, Gedanken, Werken, das sind *erotische Akte*. ... Sie setzen eine Bindung an die Welt voraus oder sie schaffen sie, eine Kraft zur Welt hin, ein Interesse an etwas, das außerhalb von mir existiert und mich dennoch berührt; eine Beziehung zum Menschen und zum von ihm Gemachten; Ergriffenheit, Herzklopfen angesichts dessen, was hier alles existiert und geschieht in seinem ganzen Spektrum von Schönheit und Verworfenheit, Tiefe und Banalität, Geistesreichtum und Perfidität. Ein erotisches Verhältnis zur Welt ist ein Verhältnis der Wachheit, der Konzentration und Aufmerksamkeit, (Thürmer-Rohr 1990, 138f. – *Hervorhebung im Original*)

also ein Verhältnis der interessierten Zuwendung mit allen Sinnen und der Verbundenheit mit Herz, Leib und Verstand. Wir bezeichnen diese aufmerksame und lebendige Verbindung in der Gestalttherapie als »Bewusst*heit*« (um sie von einem reflektierenden, distanzierten Denken *über* Erfahrungen abzuheben, das wir Bewusst*sein* nennen).

In einem solchen Verhältnis zur Welt verknüpfen sich verschiedene Aspekte, auf die ich im Einzelnen eingehen möchte. Einen dieser Aspekte nennen wir Gestalttherapeuten die *»Leiblichkeit«* des Menschen. Wir sprechen hier bewusst nicht von »Körperlichkeit«, denn wir denken nicht primär an den physischen Körper des Menschen, der von außen beobachtet, medizinisch untersucht und biometrisch vermessen werden kann; wir meinen vielmehr den *erlebten, gespürten* Leib, der für jeden Menschen den subjektiven Mittelpunkt seiner Erfahrung darstellt. Wir wollen damit unsere Überzeugung unterstreichen, dass Menschen keine vergeistigten Gespenster sind, sondern *sinnliche* Wesen, die durch ihren Leib immer ganz unmittelbar in der Welt existieren, an ihr teilnehmen und von ihr betroffen sind. Aufgrund ihrer Leiblichkeit sind Menschen ›mitten im Leben‹; sie sind sozusagen aus demselben ›Element‹ gemacht wie die Welt, die sie umgibt (so hat es einmal Maurice Merleau-Ponty, ein wichtiger Vertreter der für Gestalttherapie maßgeblichen philosophischen Strömung, der Phänomenologie, gesagt). Und was in der Welt geschieht, hat spürbare Auswirkungen auf sie – Auswirkungen, die nicht auf einen leb- und fühllosen, rein materiellen Körper treffen, sondern auf einen sinnlich empfindenden, beseelten menschlichen Leib, für den das, was er erlebt, immer eine bestimmte *Bedeutung* hat.

> »Der Leib ist das Vehikel des Zur-Welt-seins, und einen Leib haben heißt für den Lebenden, sich einem bestimmten Milieu zugesellen, sich mit bestimmten Vorhaben identifizieren und darin beständig sich engagieren.« (Merleau-Ponty 1966, 106)

Menschen sind aus gestalttherapeutischer Sicht allerdings nicht nur direkt von ihrer Umwelt *betroffen*, sondern auch immer *aktiv* auf diese Welt *bezogen*. Das geht schon mit dem Atmen los, hört damit aber noch lange nicht auf. Von Geburt an haben wir Bedürfnisse: Wir *brauchen* und *wollen* etwas von der Welt: nicht nur Luft, Wasser, Nahrung und Wärme, sondern genauso dringend Aufmerksamkeit, Berührung, Ansprache und Liebe. All das und vieles mehr *verbindet* uns mit der Welt und insbesondere mit anderen Menschen. Es verbindet uns in einem Sinne dieses Wortes, weil unser Begehren die Initiative ist, mit der wir die Verbindung aufnehmen. Und es verbindet uns zudem in einem zweiten Sinn, denn wir haben dieses Begehren mit den Anderen *gemeinsam*; sie sind prinzipiell ebenso auf uns bezogen wie wir auf sie. Das ist die Voraussetzung für Kontakt, Begegnung und Beziehung – für alle Formen menschlicher Verbundenheit.

Wenn ich von einem im weitesten Sinne »erotischen« Verhältnis des Menschen zur Welt spreche, meine ich also das leibliche Bezogensein und die sinnliche Verbundenheit des Menschen mit der Umwelt und den Mitmenschen, die ihn grundlegend auf die Welt und die Anderen hin orientieren. Dieser Bezug zur Welt ist in (fast) jedem bewussten Erleben enthalten und schlägt sich auch in der Sprache nieder, mit der wir es beschreiben. (Die Phänomenologen sprechen hier von »Intentionalität«.) Wir sagen z.B., dass wir uns *etwas* wünschen, dass wir an *etwas* denken, dass wir vor *etwas* Angst haben. Der größte Teil unseres Denkens, Fühlens und Sprechens enthält solche Bezüge zur Welt, in der wir leben, und zu den Menschen, mit denen wir zusammenleben. Selbst wenn wir uns zurückziehen, um allein zu sein, ziehen wir uns *von den Anderen* zurück und wollen *ohne sie* sein, womit (in negativer Form) gleichfalls der Bezug zu ihnen hergestellt ist.

Gerade weil das Verhältnis von uns Menschen zur Welt und zu anderen Menschen von so vielen Bezügen, Empfindungen und Wünschen gekennzeichnet und in diesem Sinne primär erotisch ist, sind wir auch empfindlich. Frustrationen, Enttäuschungen oder Schmerzen machen uns *spürbar* etwas aus; sie bestehen in der Regel nicht nur aus dem teilnahmslosen Gedanken, »ich bekomme nicht, was ich möchte«. Auch wenn die Schmerzen zwischenmenschlich verursacht sind und wir sie als emotionale Schmerzen betrachten, erfahren wir sie immer leiblich. Wir können sie zwar durchaus von solchen körperlich verursachten Schmerzen unterscheiden, wie sie z.B. durch die Verletzung mit einem Messer hervorgerufen werden, aber sie fühlen sich genauso wirklich an wie diese und können unser psychisches Befinden manchmal sogar noch stärker beeinflussen. Denn Emotionen – sowohl angenehme wie unangenehme – sind gerade dadurch gekennzeichnet, dass sie den Menschen in seiner *Ganzheit* erfassen. Sie sind erstens körperlich spürbar, haben zweitens eine bestimmte Gefühlsqualität und enthalten drittens mehr oder weniger bewusste Gedanken und Bewertungen bezüglich der Situation, in der sie entstehen.

Sein erotisches Verhältnis zur Welt birgt für den Menschen somit auch Risiken: Wenn ich mich der Welt mit meinen Wünschen und Bedürfnissen öffne und auf sie zugehe, kann ich enttäuscht und verletzt werden. Die Gefühle, die daraufhin entstehen, sind manchmal schwer zu ertragen, und zwar besonders in Fällen, in denen sie mit einem Bruch in dem Gefühl von Verbundenheit mit den Anderen einhergehen. Schmerzliche Erlebnisse lassen sich allein nur schwer aushalten, denn Schmerz braucht unterstützenden Halt. Wenn jemand, der sich verletzt und alleingelassen fühlt, beschließt, er müsse mit seinen Erfahrungen nun eben alleine fertig werden, ist das daher fast immer gleichbedeutend mit der Entscheidung, sich von den eigenen Emotionen abzuwenden. Und gar nicht selten verallgemeinert so jemand diese Entscheidung, um sich für die Zukunft zu wappnen, und zieht *generell* die Konsequenz, sich besser gefühllos zu machen.

Das gibt zwar durchaus einen gewissen Schutz, aber es hat auch eine Reihe von nachteiligen Folgen. Sie lassen sich zusammenfassend so charakterisieren: Das Verhältnis des Menschen zur Welt verliert seinen erotischen Charakter, seine Faszination. Es wird kühl, sachlich, rein rational, defensiv oder auch aggressiv. Die Liebe zum Leben, zur Welt und zu den Anderen rückt in den Hintergrund oder geht verloren, der Leib des Betroffenen öffnet sich den Anderen nicht mehr, er wendet sich ihnen nicht mehr sinnlich zu, er ist nicht mehr bereit und empfänglich für die Begegnung. Die lebendige Erfahrung des Anderen, der unmittelbare Kontakt mit ihm, ist für ihn nicht mehr begehrenswert, sondern wird ihm vielleicht unwichtig oder erscheint ihm womöglich sogar bedrohlich. Lebensfreude und – nicht zuletzt – oft auch sexuelle Lustfähigkeit verkümmern. Sie werden häufig noch nicht einmal mehr vermisst, denn schon die Sehnsucht nach ihnen wäre bereits ein gefährliches Wiedererwachen des Eros. An ihre Stelle treten vielerlei Formen von Vermeidungen, Ersatzstimulationen und -befriedigungen, z.B. täglich stundenlanges Fernsehen, exzessives Arbeiten, alles mögliche Suchtverhalten, psychosomatische Störungen, chronische Gereiztheit und Ängste aller Art.

Die Gestalttherapie hat sich zum Ziel gesetzt, den Menschen, die Hilfe suchen, bei der Wiederentdeckung ihrer Lebensfreude zu helfen.[7] Es geht ihr *nicht im Wesentlichen* darum, Symptome zu beseitigen, so wichtig und zeitweilig vorrangig das bisweilen für manche Klienten auch sein mag. Aber Symptome sind nur *Teile* des Ganzen. Deshalb geht es in der Gestalttherapie um mehr, nämlich darum, dass ihre Klienten ihr erotisches Verhältnis zur Welt (neu) entwickeln. Es geht also um eine *Lebensqualität*, zu der Lebensfreude, Liebes- und Lustfähigkeit und kreative Formen der Arbeits- und Lebensgestaltung gehören sowie eine vitale und zuverlässige Verbundenheit mit Anderen. Aus einer solchen Verbundenheit kann dann auch jene gegenseitige Unterstützung erwachsen, die Menschen zum Durchleben schmerzlicher Erfahrungen brauchen, wenn sie ihr erotisches Verhältnis zur Welt lebendig erhalten wollen.

»Der Nachteil des ›Vermeidens‹ ist die Schädigung der ganzheitlichen Funktion« (Perls 1978, 78).

Ein Aspekt darf in diesem Zusammenhang nicht unerwähnt bleiben, der des (Lebens-) Sinns, der im bisher Gesagten nur ›zwischen den Zeilen‹ angeklungen ist. Ich hatte oben schon erwähnt, was es im Prinzip heißt, leiblich in der Welt zu sein: Was einem widerfährt, *bedeutet* einem konkret etwas, weil es immer auf eine bestimmte Weise *spürbar* wird. Alles, was einem begegnet, *fühlt* sich so oder so an, und dadurch bekommt es seinen jeweiligen subjektiven *Wert* in Bezug auf die eigenen Wünsche und Interessen. Das gilt für eng umgrenzte Situationen des Alltags ebenso wie für längerfristige Perspektiven in Familie und Beruf bis hin zu grundsätzlichen Lebensentwürfen, -plänen und -zielen.

Damit enthält der erotische Bezug des Menschen zur Welt eine Dimension, die mit den Wörtern »Bedeutung« und »Sinn« benannt

7 Eines der wichtigsten Bücher der Gestalttherapie trägt nicht zufällig den Titel *Gestalttherapie – Grundlagen der Lebensfreude und Persönlichkeitsentfaltung* (Perls et al. 2006).

wird: Wenn ich mein Leben nicht wie das schon erwähnte rein geistige Gespenst friste, dem letztlich alles egal sein kann, weil alles durch es ›hindurchgeht‹, dann *berührt* mich das Leben, es (be-)*trifft* mich. Was ich erfahre, wird *bedeutungsvoll* und bekommt jeweils den einen oder anderen *Sinn* für mich; es kann mir nicht gleichgültig sein. Das ermöglicht mir, mich zu orientieren, Stellung zu nehmen, Entscheidungen zu treffen sowie mich verantwortlich zu verhalten.

Neben der für Menschen existenziell wichtigen *Verbundenheit* mit Anderen, von der oben schon die Rede war, entsteht so die gleichfalls zentral wichtige *Orientierung* im Leben, ohne die man nur schwer zurechtkommen kann. Beide Dimensionen – menschliche Verbundenheit und Orientierung – entspringen menschlichen Grundbedürfnissen und gehören zusammen. Menschen brauchen sowohl Verbindung als auch Orientierung, und darum sind beide in der Gestalttherapie wichtige Werte, die Gestalttherapeuten bei ihren Klienten wie bei sich selbst fördern. Durch ihre Zusammengehörigkeit stellen beide Werte sicher, dass die Wiederbelebung des erotischen Verhältnisses zur Welt in der Gestalttherapie einerseits nicht zu einer egozentrischen oder hedonistischen Selbstverwirklichungsideologie verkommt – eine Gefahr, die entstehen würde, wenn es *nur* um die eng verstandene Orientierung an individuellen Bedürfnissen ginge. Andererseits wird der Wunsch nach Verbindung um die Orientierung an eigenen Meinungen und Werten ergänzt, so dass er nicht zu einem unkritischen Anpassungsstreben führt, bei dem es *ausschließlich* darum ginge dazuzugehören.

Aus einer erotischen Sicht der Welt wird der, die oder das Andere interessant, faszinierend oder begehrenswert, gerade weil er, sie oder es *andersartig* ist (vgl. Lévinas 1987, 372ff.). Dabei kann und muss das Eigene bestehen bleiben, das sich vom Anderen unterscheidet; die Unterschiedlichkeit und das Neue sind ja das, was Interesse weckt und Spannung entstehen lässt. Die Wertschätzung für das Eigene *und* für das Andersartige sind darum im Menschenbild der Gestalttherapie ineinander verwoben und bilden die Grundlage für die Verbindung zwischen Menschen.

Das findet auch in der Überzeugung Ausdruck, dass jede Form der Diskriminierung auf der Grundlage von Geschlecht, ethnischer Zugehörigkeit, religiöser Überzeugung, sexueller Orientierung, körperlicher oder geistiger Behinderung oder ähnlicher Kriterien inhuman und lebensfeindlich ist. Diese und andere Überzeugungen mit durchaus politischem Charakter – wie z.B. auch das Eintreten für eine dezentralisierte, basisdemokratische Bürgergesellschaft[8] – haben in die Gestalttherapie schon früh Eingang gefunden, insbesondere durch den Beitrag von Paul Goodman, der zu ihren Mitbegründern gerechnet wird. Denn Menschen brauchen nicht nur Luft zum Atmen und unterstützende Beziehungen, sondern auch lebensfreundliche und für das Lebendige förderliche gesellschaftliche Bedingungen.

> »Tatsache ist, daß wir im Großen und Ganzen in einem chronischen Notstand leben und der größte Teil unserer Kräfte der Liebe, des Verstandes, des Ärgers und der Empörung unterdrückt oder abgetötet wird. Diejenigen, die schärfer sehen, die intensiver fühlen und mutiger handeln, verbrauchen ihre Kräfte und leiden, denn es ist unmöglich, besonders glücklich zu sein, wenn nicht *alle* glücklicher sind.« (Perls et al. 2006, 54 – Hervorhebung von mir)

Ergänzende Literatur zum Menschenbild der Gestalttherapie

Blankertz, S. (1992). *Der kritische Pragmatismus Paul Goodmans – Zur politischen Bedeutung der Gestalttherapie.* Köln: Edition Humanistische Psychologie.

Bocian, B. (1988). Selbst, Meditation und erotisches Erfassen der Wirklichkeit. *Gestalttherapie 2/2*, 59-68.

Dreitzel, H.P. (1992). *Reflexive Sinnlichkeit – Mensch, Umwelt, Gestalttherapie.*; neue korr. u. geänderte Aufl. 2007 u. d. Titel: *Reflexive Sinnlichkeit I.: Emotionales Gewahrsein. Die Mensch-*

8 Dies ist eine aktuelle Formulierung; früher wurde dasselbe bisweilen als eine (gewaltfreie) Form des »Anarchismus« bezeichnet und unter diesem Begriff auch in der gestalttherapeutischen Literatur behandelt (vgl. z.B. Doubrawa 1999; Hoell 1993; Stahlmann 2003).

Umwelt-Beziehung aus gestalttherapeutischer Sicht. Bergisch Gladbach: Edition Humanistische Psychologie

Goodman, P., & Goodman, P. (1994). *Communitas – Lebensformen und Lebensmöglichkeiten menschlicher Gemeinschaften.* Köln: Edition Humanistische Psychologie.

Mehrgardt, M. (2005). SINNe – eine Collage von SINN, Feld Gestalt und zwei Erzählungen – eine gestalttherapeutische Perspektive. In H.G. Petzold & I. Orth (Hg.), *Sinn, Sinnerfahrung, Lebenssinn in Psychologie und Psychotherapie – Band 2: Sinn, Sinnfindung, Sinnerfahrung – Perspektiven der psychotherapeutischen Schulen* (S. 607-642). Bielefeld/Locarno: Edition Sirius.

Merten, R. (2008). Auf dem Weg zur gesellschaftlichen Veränderung – Wie die Gestalttherapie durch die Philosophie Jean-Paul Sartres erweitert werden kann. In F.-M. Staemmler & R. Merten (Hg.), *Therapie der Aggression – Perspektiven für Individuum und Gesellschaft* (S. 203-229). Bergisch Gladbach: Edition Humanistische Psychologie.

Nausner, L. (2004). Anthropologische Grundlagen der Integrativen Gestalttherapie. In M. Hochgerner, H. Hoffmann-Widhalm, L. Nausner & E. Wildberger, E. (Hg.), *Gestalttherapie* (S. 37-52). Wien: Facultas.

Perls, F.S., Hefferline, R., & Goodman, P. (2006). *Gestalttherapie – Grundlagen der Lebensfreude und Persönlichkeitsentfaltung* (siebte, neu übersetzte Auflage). Stuttgart: Klett-Cotta.

Petzold, H.G. (1986). Konfluenz, Kontakt, Begegnung und Beziehung als Dimensionen therapeutischer Korrespondenz in der Integrativen Therapie. *Integrative Therapie 12/4*, 320-341.

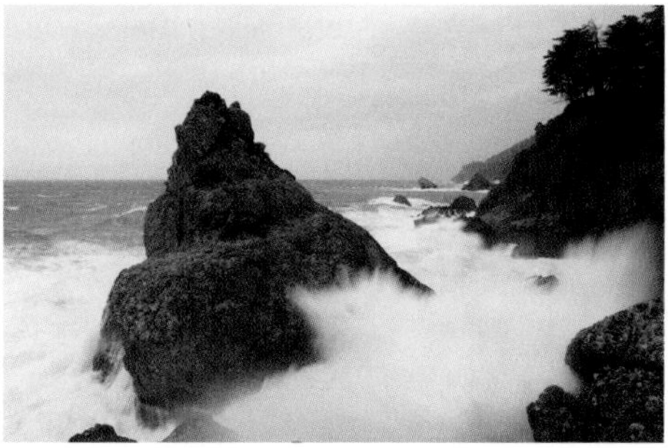

4. Wie entstehen aus Sicht der Gestalttherapie psychische Probleme? Und welche Chancen für Veränderung ergeben sich daraus?

Sie erinnern sich sicher, schon einmal gehört zu haben, wie jemand sein heutiges Verhalten oder Empfinden damit begründete (oder auch rechtfertigte), dass es seine Wurzeln in seiner Vergangenheit, speziell in seiner Kindheit, habe; manchmal gibt jemand sogar seinen Eltern die Schuld daran, wie er heute ist. Nun kann man zwar unterschiedlicher Meinung über die Stichhaltigkeit einer solchen Begründung sein, aber sie enthält einen wahren Kern, der wohl unstrittig ist: Menschen sind auf vielfältige Weise lernfähig und verfügen über ein Gedächtnis. Und das bedeutet, dass früher Gelerntes und Erlebtes in spätere Zeiten hineinwirkt – unabhängig davon, ob es später noch nützlich ist oder nicht.

Ohne Zweifel nützlich ist es, wenn es einem in Fleisch und Blut übergegangen ist, dass man beim Überqueren einer Straße gut daran tut, auf den Verkehr zu achten. Und Lesen und Schreiben gelernt zu haben, erweist sich täglich als Vorteil. Dagegen ist es eher von Nachteil, wenn man nur gelernt hat, griechische Buchstaben zu lesen, dann aber z.B. in Deutschland lebt, wo lateinische Buchstaben benutzt werden. Und natürlich kann es recht nachteilige Folgen haben, wenn jemand unter lieblosen Bedingungen aufgewachsen ist und dabei die Überzeugung entwickelt hat, für ihn gäbe es keine Liebe.

Die Beispiele zeigen, dass in der Vergangenheit Gelerntes und Erlebtes (genauso wie *nicht* Gelerntes und Erlebtes) so oder so bis in die Gegenwart hinein nachwirken kann. Über die Jahre hinweg sammeln Menschen ihre Erfahrungen, und ihnen entsprechend entwickeln sie sich in die eine oder andere Richtung. Irgendwann, zu einem späteren Zeitpunkt, sind sie dann so oder so geworden. Das Leben ist ein Prozess, der *Spuren* hinterlässt, und Zeitlichkeit ist sein wesentliches Merkmal.[9] Weil das so ist, besteht ja auch die Chance, im weiteren Verlauf der Zeit anders zu werden, als man bisher geworden ist, und sich zu verändern – sozusagen vorsätzlich neue Spuren zu bahnen, die die Zukunft so lange beeinflussen, bis man sie wiederum ändert. Alle Formen der Psychotherapie bauen irgendwie darauf auf. Deshalb haben alle Formen der Psychotherapie auch ihre jeweiligen Vorstellungen davon, welche Rolle die Vergangenheit im Leben des Menschen spielt, ob und wie sie sich im heutigen Leben bemerkbar macht und wie der Prozess einer Veränderung möglich wird.

Die Gestalttherapie geht hier von einer Annahme aus, die von Existenzphilosophen wie z.B. Henri Bergson oder Jean-Paul Sartre stammt; diese Annahme ist recht radikal und in gewissem Sinne provokativ; sie wird darum gelegentlich missverstanden. Der Gedankengang beginnt mit der Feststellung, dass weder Sie noch ich je danach gefragt wurden, ob wir überhaupt geboren werden wollten, welche Eltern wir gerne gehabt hätten, in welchem Land, in welchem Zeitalter oder in welcher Kultur wir vorzugsweise leben wollten usw. Wir wurden sozusagen ins Leben »geworfen«, und dort haben wir uns dann gefunden, ob uns das nun gefiel oder nicht. Auch im weiteren Leben waren wir immer wieder Bedingungen und Situationen ausgesetzt, die wir uns nicht ausgesucht hatten und die wir uns vielleicht auch nicht ausgesucht hätten, wenn wir die Wahl gehabt hätten.

Und dennoch hatten und haben wir immer eine gewisse Wahlmöglichkeit; sie lag und liegt allerdings auf einer *anderen* Ebene: Sie bezieht sich darauf, *wie* wir auf die Lebenssituationen, in denen wir uns nun einmal befinden, antworten. Jetzt – und erst jetzt, nachdem

9 Hinter diesen Überlegungen steht der Einfluss des Philosophen Martin Heidegger (1953).

wir schon ins Leben geworfen wurden! – sind wir nämlich gefragt und *müssen entscheiden*, was wir aus uns und unserem Leben unter den uns gegebenen Voraussetzungen machen wollen. (Auch eine Entscheidung zu vermeiden, ist natürlich eine Entscheidung, die Folgen hat.) In *dieser* Hinsicht sind wir frei und für unser Schicksal verantwortlich. Beides, Freiheit und Verantwortung, kann man einem Menschen nicht abnehmen – und auch nicht wegnehmen, solange man ihn nicht um den Verstand oder ums Leben bringt.

Diese Freiheit ist nicht in jeder Situation und für jedermann gleich groß, jedenfalls nicht im Hinblick auf die äußeren Handlungsmöglichkeiten. (Das Leben ist nicht von sich aus gerecht; Gerechtigkeit muss erst von Menschen geschaffen werden.) Wer in einem Gefängnis oder Lager gefangen gehalten wird, kann nicht einfach weglaufen und sich bessere Bedingungen suchen. Aber dennoch hat er eine Reihe von unterschiedlichen Möglichkeiten, auf die lebensbedrohliche und menschenverachtende Situation sowie auf die Menschen, denen er darin begegnet, zu reagieren. Kaum einer hat das so anschaulich und überzeugend geschildert wie Viktor Frankl (1997) in seinem bewegenden Buch *Trotzdem Ja zum Leben sagen – Ein Psychologe erlebt das Konzentrationslager.* Sein Bericht ist eine eindrucksvolle Illustration zu Sartres zugespitzter Feststellung, »der Mensch ist nichts anderes als wozu er sich macht« (1969, 11). Bergson hat es in etwas moderateren Worten auf den Punkt gebracht (vgl. die Textbox).

> »Die äußeren Bedingungen sind kein Gußmodell, dem das Leben sich anschmiegt und dessen äußere Form es empfängt. ... Sache des Lebens ist es, sich selbst eine Form zu schaffen, die den ihm gesetzten Bedingungen gemäß ist.« (Bergson 1912, 64)

Die »gesetzten Bedingungen«, in die man »geworfen« wurde, kann man manchmal gar nicht verändern, manchmal nur wenig und häufig nicht sofort, insbesondere als Kind. Dennoch schreiben die Bedingungen einem aber nur vor, *worauf* man zu antworten hat, nicht jedoch, *was* man antwortet und in welcher *Form* man das tut. Und mit »antworten« ist hier nicht nur im engen Sinne eine sprachliche Mitteilung gemeint, sondern *jede* Art der Reaktion, die sich auf die gegebenen Bedingungen bezieht – sei sie nun ausgesprochen oder stillschweigend, sei sie aktiv oder passiv, emotional oder intellektuell usw. Hinsichtlich der Art, wie sie auf ihre Lebensbedingungen antworten, sind Menschen ausgesprochen einfallsreich, selbst Kinder schon. Das wird oft übersehen, hat aber in der neueren Entwicklungspsychologie viel Beachtung gefunden – man spricht da z.B. vom »kompetenten Säugling« (Dornes 1993) – und ist für die Gestalttherapie schon immer eine bedeutsame Tatsache.

Das oben erwähnte, unter lieblosen Bedingungen aufwachsende Kind hat zwar nur sehr geringen Einfluss auf diese Bedingungen, aber es geht auf eine bestimmte, ganz eigene Weise mit ihnen um. Es *erlebt* nicht nur die Lieblosigkeit, sondern *verarbeitet* sie und macht für sich das *Beste* daraus. Das ist die schon früher erwähnte »kreative Anpassung«. Die erfahrene Lieblosigkeit ist »kein Gußmodell«, wie Bergson sagt; das Kind nutzt vielmehr die ihm verfügbaren Möglichkeiten aktiv und schafft sich mit ihnen selbst seine Form, um mit den Gegebenheiten auf seine Art fertig zu werden. Die lieblosen Bedingungen, in die es »geworfen« wurde, beeinflussen die Antworten, die das Kind gibt, natürlich immer insofern, als die Antworten, die es findet, immer Antworten auf *diese* Bedingungen sind. Die Bedingungen geben die *Art* der Antworten jedoch nicht zwingend vor, sondern lassen dem Kind einen Spielraum: Vielleicht zieht es sich in sich selbst zurück, um die lieblose Situation nicht mehr so deutlich und schmerzlich zu erleben; vielleicht wird es provokant und rebellisch nach der Devise, »wenn ich schon keine Liebe kriege, dann verschaffe ich mir wenigstens Beachtung«; vielleicht macht es sich aber auch zum ›lieben Kind‹ und versucht, es allen Recht zu machen, um eventuell eines schönen Tages doch noch geliebt zu werden.

Das sind nur drei von vielen Möglichkeiten, mit denen ich beispielhaft zeigen möchte, dass auch Menschen, die unter bestimmten Lebenssituationen leiden oder gelitten haben, *nicht festgelegt* sind, *wie* sie auf diese Situationen reagieren. In anderen Worten: Menschen *machen* Erfahrungen; diese widerfahren ihnen nicht einfach nur von außen, sondern sie selbst sind daran aktiv und konstruktiv beteiligt. Menschen haben schon einen (mehr oder weniger unbewussten) Einfluss darauf, *wie* sie eine jeweilige Situation erleben; sie sind außerdem auch Autorinnen der Antworten, die sie geben, was ihnen auch nicht immer bewusst ist. Wenn man aber weiß, dass man einen gewissen Einfluss darauf hat, wie es einem unter gegebenen Bedingungen geht, ist man dem Leben sehr viel weniger ausgeliefert, selbst wenn es einmal hart kommt.

Gestalttherapeutinnen unterstützen ihre Klientinnen darum gerne dabei herauszufinden, welche Entscheidungen sie einst – bewusst oder unbewusst – getroffen haben, um mit schwierigen Bedingungen einigermaßen gut leben zu können.[10] So wird ihnen auch deutlich, *dass* sie Entscheidungen getroffen haben – sowie die Tatsache, dass *sie* es waren, die diese Entscheidungen getroffen haben. Wenn das einmal klar ist, liegt Eines auf der Hand: Frühere Entscheidungen bleiben nur so lange wirksam, wie man an ihnen festhält; man kann sie aber revidieren und heute neu entscheiden. Dann hat die Vergangenheit nicht mehr die Macht über die Gegenwart, die sie zuvor hatte, und es wird möglich, aktuelle Erfahrungen nach neuen Prinzipien zu gestalten.

Man könnte also sagen, dass aus Sicht der Gestalttherapie die Vergangenheit nur in dem Maße die Gegenwart bestimmt, wie ein Mensch ihr die Macht dazu gibt, indem er fortsetzt, was er damals begonnen hat. Es ist allerdings nicht immer leicht, das zu erkennen, und erfordert daher therapeutische Arbeit zu entdecken, wie jemand die Vergangenheit so fortschreibt, dass sie seine Gegenwart (mit-)bestimmt. Anders herum gesagt: Nur was jemand hier und jetzt erfährt und tut, bestimmt sein Erleben und Verhalten hier und jetzt. Die Vergangenheit in der Form, wie sie früher existierte, wäre wirkungslos, wenn das seinerzeit Gelernte nicht *heute* immer noch aktiviert, angewandt und erfahren würde.

> »Das Jetzt ... ist der Moment, in dem du deine so genannten Erinnerungen und deine so genannten Antizipationen mit dir herumträgst. Ob du dich erinnerst oder vorwegnimmst, du tust es *jetzt.* Die Vergangenheit ist nicht mehr. Die Zukunft ist noch nicht.« (Perls 1974, 49 – Hervorhebung im Original)

10 Manche nennen diese Entscheidungen etwas technisch »Organisationsprinzipien der Erfahrung«.

Diese Zusammenhänge im Bezug auf das eigene Leben zu erforschen erfordert Geduld und muss in dem Bewusstsein geschehen, dass jeder Perfektionsanspruch unangebracht ist. Weil das Leben ein kontinuierlicher und äußerst komplexer Prozess ist, setzen sich die Spuren der Vergangenheit in vielfältigen Formen bis in die Gegenwart hinein fort und sind dabei permanenten Veränderungen unterworfen. Alle ihre Nachwirkungen sind darum nie vollständig zu rekonstruieren. Aber es ist für einen aktuellen Veränderungsprozess auch *nicht unbedingt* nötig, dass die Klientin sich in allen Einzelheiten an ihre Vergangenheit erinnert, auch wenn das bisweilen manches erhellen kann. Denn das, was von der Vergangenheit auf unangenehme oder hinderliche Weise bis heute nachwirkt, lässt sich auch herausfinden und verstehen, wenn der Klientin bewusst wird, wie sie *in der Gegenwart* zu ihrem unangenehmen Erleben beiträgt und sich selbst im aktuellen Leben Steine in den Weg legt.

Diese Arbeit ist gleichfalls ein *Prozess*, der *in der Zeit* stattfindet und natürlich *Zeit braucht*. Nach dem zuvor Gesagten ist das allerdings keine triviale Aussage, sondern in einem besonderen Sinne bedeutsam. Um nämlich entdecken zu können, *wie* man sich heute mit früher erworbenen Verhaltens- und Erlebensweisen selbst im Weg steht, ist es hilfreich, die entsprechenden *heutigen* Verhaltens- und Erlebensweisen genau zu untersuchen, sie sozusagen in Zeitlupe ablaufen zu lassen und zu betrachten, damit man genau erfährt, was man dafür *tut*, dass alles so kommt, wie es bislang scheinbar ›von selbst‹ kam. Aus diesem Grund fragen Gestalttherapeutinnen ihre Klientinnen immer wieder danach, was sie *im Moment* genau empfinden und erleben und bitten sie, ihren *aktuellen* psychischen Prozessen die volle Aufmerksamkeit zu schenken.

Ergänzende Literatur zur Entstehung von psychischen Problemen und der Chance zur Veränderung in der Gestalttherapie

Naranjo, C. (1984). Zentrierung im Jetzt – Verfahrensweisen, Vorschrift und Ideal. In H.G. Petzold (Hg.), *Psychotherapie, Meditation, Gestalt* (S. 215-244). Paderborn: Junfermann.

Staemmler, F.-M. (2000). Regressive Prozesse in der Gestalttherapie. In B. Bocian & F.-M. Staemmler (Hg.), *Gestalttherapie und*

Psychoanalyse – Berührungspunkte, Grenzen, Verknüpfungen (S. 142-202). Göttingen: Vandenhoeck & Ruprecht.

Staemmler, F.-M. (2001). Das Hier und Jetzt ist auch nicht mehr das, was es mal war – Kometenschweif, Janus-Kopf und die Unendlichkeit von Möglichkeiten. In F.-M. Staemmler (Hg.), *Gestalttherapie im Umbruch – Von alten Begriffen zu neuen Ideen* (S. 177-219). Köln: Edition Humanistische Psychologie.

Staemmler, F.-M. (2005). Der schiefe Turm von Pisa – oder: Das unstimmige Konzept der »frühen Störung«. *Psychoanalyse & Körper 4/1*, 5-43.

Staemmler, F.-M. (2008). Krankheit und Verantwortung. *Gestalt-Kritik 17/1*, 20-23.

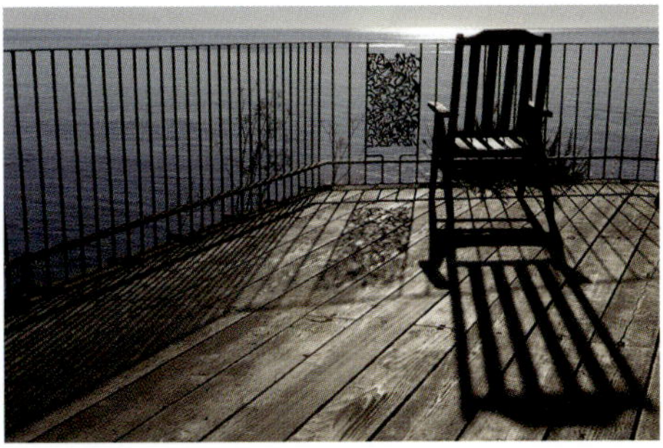

5. Wie wirkt die Gestalttherapie?

Bei der Beantwortung dieser Frage werde ich mich auf die beiden Wirkfaktoren beschränken, die aus meiner Sicht *typisch* gestalttherapeutisch sind. Darüber hinaus gibt es noch eine Reihe von Wirkfaktoren, die die Gestalttherapie mit anderen Psychotherapieschulen gemeinsam hat; dazu gehören z.B. die Empathie[11] zwischen Klient und Therapeut und, verbunden damit, positive Beziehungserfahrungen, Verbesserungen in dem Gefühl des Klienten, ihr Leben im Griff zu haben, oder die Stabilisierung des Selbstwertgefühls (vgl. Grawe 1998).

Die beiden speziellen Wirkweisen der Gestalttherapie, die ich hier erläutern will, kann man erstens als die Orientierung am persönlichen Kontakt und zweitens als die Konzentration auf den Prozess bezeichnen.

11 Zur Bedeutung der Empathie in der Gestalttherapie vgl. Staemmler (2009).

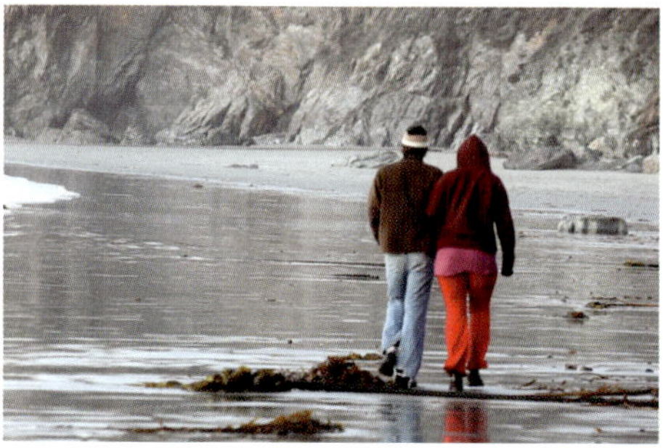

5.1 Orientierung am persönlichen Kontakt

Wenn man über diese Wirkungen der Gestalttherapie nachdenkt, d.h. über die Frage, wie sich hier psychische Veränderung vollzieht, muss man sich unbedingt einen Sachverhalt vergegenwärtigen, der im Vorangegangenen schon wiederholt angeklungen, aber nicht so leicht explizit zu formulieren ist: Entgegen landläufiger Meinung ist die Psyche des Menschen nämlich aus gestalttherapeutischer Sicht nicht etwas, das irgendwie ›in‹ ihm existiert. Die Begriffe »Psyche« oder auch »Seele« suggerieren eine Art von Gegenständlichkeit und Abgegrenztheit, die zumindest teilweise irreführend ist. Ich habe darum diese Wörter bisher auch nicht in substantivischer Form verwendet, sondern, wenn überhaupt, von psychischen *Prozessen* gesprochen.

> »Wir müssen es ... ertragen, daß ›Ich‹ nicht ein wirklich existierender Gegenstand oder ein Teil des Organismus ist ... ›Ich‹ bezeichnet einen Zustand ..., es hat keine Beständigkeit.« (Perls 1980, 161)

Denn das, was wir die »Psyche« eines Menschen nennen, ist aus gestalttherapeutischem Blickwinkel *kein Ding*, das man wie ein Körperteil anfassen und gegebenenfalls be*hand*eln könnte, sondern vielmehr ein *Prozess*, an dem man *teilnehmen* kann. Diese Ansicht wird zwar von zahlreichen westlichen Philosophen und Wissenschaftlern geteilt, hat sich im Alltagsbewusstsein der Menschen in unserer Kultur – im Gegensatz zu östlichen Kulturen – jedoch nicht stark verbreitet. Ich möchte Sie deshalb bitten, sich jetzt auf einen für Sie vielleicht ungewöhnlichen Gedankengang einzulassen:

Wie im vorigen Kapitel gesagt, verfügen Menschen zwar über ein Gedächtnis, das sich Ereignisse und Sachverhalte merken kann. Aber dieses Gedächtnis ist kein ›Behälter‹, in dem man im buchstäblichen Sinne etwas deponieren und nach einiger Zeit wieder herausholen könnte; es funktioniert auch nicht wie die Festplatte eines Computers, auf der im physikalischen Sinne Daten zeitweise abgelegt und dann bei Bedarf in demselben Zustand wieder abgerufen werden können. »Gedächtnis« und »Psyche« sind Wörter, die als Substantive[12] nur unzureichend die Tatsache erfassen können, dass sie auf *Prozesse* verweisen, die man »mental« oder »psychisch« nennen kann. Das Entscheidende dabei ist aber, dass Sie sich nur dann an irgendetwas erinnern, wenn in Ihnen *aktuell* (psychische und neurophysiologische) Prozesse ablaufen, die Ähnlichkeiten mit denen haben, die in Ihnen abliefen, als Sie das jetzt Erinnerte ursprünglich erlebten; deshalb können Erinnerungen derartig lebendig werden, dass man sich in die Vergangenheit ›versetzt‹ fühlt.

Was für einen Teil der so genannten Psyche, für das Gedächtnis, gilt, lässt sich analog auch von der Psyche insgesamt sagen: Sie ist ein *jeweils aktueller* mentaler *Prozess*, dessen Aktivität in Vielem dem ähnelt, was man früher an mentalen Aktivitäten erfahren hat.[13] Das trifft natürlich besonders auf solche Erfahrungen zu, die sich im Wesentlichen wiederholten, wodurch sich dann Aktivitäts*muster* bildeten, die in der Folge mit sehr viel größerer Leichtigkeit erneut auftraten als Aktivitäten, die einmalig blieben. Lernen lebt schließlich zu einem großen Teil von Wiederholung. – Daneben gibt es dann auch noch die außerge-

»Das Psychische ist reiner Prozeß in der Zeit.« (Buber 1965, 162)

12 Ein Substantiv wie »Welle«, das auf einen vorübergehenden, »flüssigen« Zustand verweist, wäre da schon treffender.

13 Deshalb hat man auch den Eindruck, heute derselbe zu sein wie früher, obwohl man sich in Wirklichkeit – durch die erneute Aktivierung schon früher aktivierter Muster – immer wieder neu erschafft; d. h. man wiederholt gewohnte psychische Aktivitäten, und so kommt man sich dann bekannt vor und erliegt der Illusion, es gäbe so etwas Beständiges wie das eigene »Selbst«.

wöhnlichen Ereignisse, die sich besonders ›einprägen‹, auch wenn sie einmalig bleiben. (Das Wort »einprägen« ist genau genommen auch schon wieder irreführend, denn es gibt keine Substanz, die der Träger für einen Abdruck sein könnte.[14])

Neben den gelernten und sich leicht wiederholenden Aktivitätsmustern existieren aber natürlich zusätzlich noch solche, die mit der jeweils *aktuellen* Situation und ihrer jeweiligen Besonderheit korrespondieren. Beide Aktivitäten – die sich wiederholenden und die neuen – überlagern einander, und bei besonderer ›Eindrücklichkeit‹ der aktuellen Erfahrung oder bei häufiger Wiederholung des Neuen entsteht aus der Überlagerung der aktuellen mit den älteren Aktivitäten ein *neues Muster*, mit dessen gehäuftem Auftreten dann in Zukunft zu rechnen ist. Der weitere Bestand dieses Musters lebt selbstverständlich auch wieder von der Wiederholung.

Nun lässt sich das Gesagte aber auch unter etwas anderem Blickwinkel sehen: *Alle* psychischen Aktivitäten, zu denen ein Mensch in der Gegenwart neigt, haben ihre Entstehungsgeschichte in Situationen, in denen sich bereits bestehende Aktivitätsmuster mit neuen, jeweils aktuellen Aktivitäten überlagerten; und diese Überlagerungsmuster stabilisierten sich im Laufe der folgenden Zeit durch Wiederholung. An diesem Punkt müssen wir nun noch einen zusätzlichen Faktor in unseren Gedankengang einbeziehen, und zwar die in den Kapiteln 2 und 3 beschriebene, für den Menschen wesentliche *Bezogenheit auf andere Menschen.* Denn es sind typischerweise *Beziehungserfahrungen* mit anderen Menschen, denen bei allen psychischen Aktivitäten besonderes Gewicht zukommt: Sie sind schon maßgebend in die früher entstandenen Aktivitätsmuster eingeflossen, und auch die aktuellen psychischen Aktivitäten, die sich nunmehr mit den alten Mustern überlagern, sind ganz wesentlich solche, die mit aktuellen zwischenmenschlichen Begegnungen zusammenhängen.

»Der Mensch wird am Du zum Ich,« so habe ich Buber schon zitiert. Der Dichter Ernst Jandl hat das einmal in dem Gedicht »liegen, bei dir« sehr schön zum Ausdruck gebracht:

---

14 Die in den letzten Jahren bekannt gewordene Plastizität des Gehirns funktioniert anders – eher wie ein Muskel, den man trainiert.

ich liege bei dir. deine arme
halten mich. deine arme
halten mehr als ich bin.
deine arme halten, was ich bin
wenn ich bei dir liege und
deine arme mich halten.[15]

Für die Gestalttherapie heißt das: Die Begegnung zwischen Therapeut und Klient hat dann eine therapeutische Wirkung, wenn sie so beschaffen ist, dass sie aktuelle psychische Aktivitäten im Klienten hervorruft, die sich in positivem Sinne mit den in ihm ablaufenden älteren psychischen Aktivitätsmustern überlagern. Diese Begegnung wirkt insbesondere dann heilsam, wenn das im Kontakt mit dem Therapeuten entstehende neue Überlagerungsmuster für den Klienten im Hinblick auf seine wichtigen *Beziehungs*bedürfnisse befriedigender ist als das ältere.

Wie oben gesagt, genügt die einmalige Erfahrung in der Regel nicht, es sei denn, sie ist auf ganz außergewöhnliche Weise eindrücklich. Damit ist aber nicht unbedingt zu rechnen. Meist ist es nötig, dass sich die heilsame Interaktion zwischen Klient und Therapeut häufiger wiederholt, damit sich ihre Wirkungen nachhaltig etablieren können. Aus diesem Grund ist es meist mit ein paar wenigen Sitzungen nicht getan; eine länger andauernde therapeutische Beziehung ist in aller Regel für eine stabile Veränderung nötig.[16]

»Wir sind hier, um den Prozeß des Wachstums zu fördern und das menschliche Potential zu entfalten. Wir reden nicht von augenblicklicher Freude, von augenblicklicher Wachheit der Sinne, von sofortiger Heilung. Der Prozeß des Wachstums ist ein Prozeß, der Zeit braucht.« (Perls 1974, 11)

15 Man kann sich dieses Gedicht von Jandl selbst vorlesen lassen unter http://www.randomhouse.de/dynamicspecials/jandl/archiv_sound.html

16 An dieser Tatsache können selbst Gesundheitspolitiker oder Versicherungsvertreter, die Kosten einsparen wollen, nichts ändern, so lieb es ihnen auch wäre. – Zur Dauer von Gestalttherapien vgl. auch Kapitel 10, Abschnitt 5.

Aber natürlich hilft Dauer (Quantität) allein nicht, sondern es kommt darauf an, dass die Art und Weise (Qualität), *wie* die Therapeuten mit ihren Klienten in Kontakt treten, dazu beiträgt, dass jene heilsame Interaktion entstehen kann, von der schon die Rede war. Die vorangehende Formulierung ist mit Bedacht gewählt: Was heilsam ist, ist eine bestimmte Art der gemeinsamen Interaktion *zwischen* den Beteiligten; es sind *nicht* die Gestalttherapeuten, die ihre Klienten kurieren! Aus gestalttherapeutischer Sicht ist jedes Veränderungsmodell, in dem die Klienten zu *Objekten* therapeutischer Maßnahmen werden, von Vornherein zum Scheitern verurteilt, denn es würde zu psychischen Aktivitätsmustern bei den Klienten führen, die kaum die erhofften Wirkungen hervorrufen könnten.

Deshalb bieten Gestalttherapeuten ihren Klienten etwas Anderes an; wir sprechen vom Angebot »persönlichen Kontakts« (Staemmler 1993). Dabei beschreibt das Adjektiv »persönlich« jene Qualität, von der wir wissen, dass sie zu therapeutisch wirksamen Interaktionen beiträgt, wenn die Klienten das Angebot annehmen (was sie in aller Regel tun, denn sie sind ja gekommen, weil sie Unterstützung brauchen). Das Angebot persönlichen Kontakts ist nicht mit dem Angebot eines *privaten* Kontakts zu verwechseln; dergleichen wäre nicht professionell. Gestalttherapeuten machen ihren Klienten *im Rahmen der vereinbarten Therapiestunden* kontinuierlich ein persönliches Kontaktangebot, indem sie selbst als *Personen* (vgl. Kapitel 3) in Erscheinung treten,

- die als Menschen im Prinzip *gleichwertig* und nicht anders (schon gar nicht ›besser‹ oder weniger fehlbar) als ihre Klienten sind,
- die ihren Klienten mit *Respekt* für ihre Würde und Einzigartigkeit begegnen und entschieden sind, zu deren Weiterentwicklung beizutragen,
- die sich einfühlsam und umfassend für die Erfahrungswelt ihrer Klienten *interessieren* und dabei von der wohlwollenden Annahme ausgehen, dass alles, was ihre Klienten denken und fühlen – und sei es zunächst auch noch so unverständlich –, sich letztlich als durchaus sinnvoll und nachvollziehbar erweisen kann,[17]

---

17 Der Philosoph Hans-Georg Gadamer nennt dieses positive Vorurteil den »Vorgriff der Vollkommenheit« (1990, 299).

- denen das, was sie mit ihren Klienten erleben, etwas *bedeutet*,
- und die das, was es für sie jeweils bedeutet, ihren Klienten auf ehrliche und taktvolle Weise *mitteilen*, wenn es zur gerade aktuellen Thematik sinnvoll beiträgt.

Nach gestalttherapeutischer Überzeugung sind mit einem solchen Kontaktangebot die wesentlichen Voraussetzungen dafür gegeben, dass Klienten sich sicher genug und zugleich eingeladen fühlen können, sich den problematischen Aspekten ihres Lebens zuzuwenden, sie gemeinsam mit ihrem Therapeuten zu erforschen sowie deren Mitteilungen aufzunehmen und zur Erweiterung ihres Horizontes zu nutzen. So kann die oben beschriebene heilsame Interaktion zustande kommen, und in der Folge können sich auf Seiten der Klienten auch die erwähnten neuen psychischen Aktivitätsmuster entwickeln.

»Gestalttherapie ist Lernen in Beziehung.« (Simkin 1994, 14)

Außerdem sind mit dieser Interaktion die Voraussetzungen dafür gegebenen, dass der zweite typisch gestalttherapeutische Wirkfaktor zur Geltung kommen kann:

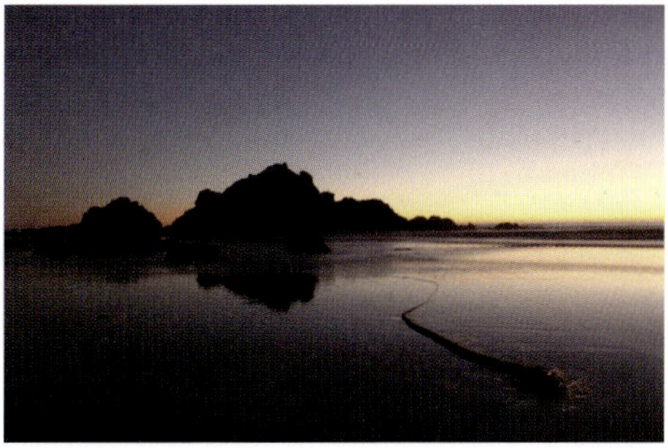

5.2 Die Konzentration auf den Prozess

Wenn Therapeut und Klient ihre Aufmerksamkeit auf das ausrichten, was zwischen ihnen vorgeht, sowie darauf, welche psychischen Aktivitäten diese Vorgänge im Klienten hervorrufen, entsteht eine

Verdichtung im Erleben des Klienten, die ein Psychotherapieforscher einmal treffend als »prozessuale Aktivierung« bezeichnet hat (Grawe 1998). Gemeint ist damit ein Erleben, bei der die aktuell ablaufenden psychischen Prozesse – sozusagen wie unter einer Lupe – mit besonderer Deutlichkeit und oft auch mit verstärkter emotionaler Intensität wahrgenommen und erfahren werden: Der Klient wird mit Leib und Seele von ihnen erfasst und nimmt *ganz* an ihnen teil, nicht nur als Beobachter der eigenen Erfahrung; die therapeutische Beziehung gibt ihm den dafür nötigen Halt. In diesem Zustand ganzheitlicher Bewusstheit sind die leibliche und emotionale Seite des aktuellen Erlebens uneingeschränkt mit der kognitiven Seite verknüpft; alle drei Dimensionen der Erfahrung sind unmittelbar zugänglich. Trauer z.B. ist nicht nur der Gedanke an einen unwiderruflichen Verlust, sondern gleichzeitig ein intensiv erlebtes Gefühl, das seinen leiblichen Ausdruck in Tränen und Schluchzen findet.

Besonders in Situationen, in denen ein Mensch einer bestimmten Dimension seines Erlebens bislang wenig oder gar keine Aufmerksamkeit geschenkt oder die Deutlichkeit seines Erlebens reduziert oder gar ganz vermieden hat, setzt die Konzentration auf diese Erlebnisdimension, die mit Hilfe des therapeutischen Kontakts nunmehr möglich wird, einen Veränderungsprozess in Gang. Die Gesamtheit aller Dimensionen, die zum Erleben einer bestimmten Situation gehören – in der Fachsprache der Gestalttherapie oft auch »Feld« genannt –, erfährt durch die neue Beachtung der bislang vernachlässigten Aspekte eine Neustrukturierung, die sich auf alle Teilaspekte insofern auswirkt, als auch sie nunmehr in einem neuen Licht erscheinen. Vielleicht kennen Sie das von so genannten »Aha-Erlebnissen« her: Zunächst war Ihnen die Situation mehr oder weniger unverständlich, aber dann fiel Ihnen ein bisher übersehenes Detail auf, und mit einem Mal ergab das Ganze einen Sinn; die

> »Bloße Konzentration der Aufmerksamkeit der Person, besonders auf einige Teile des Feldes, die typischerweise außerhalb der Bewußtheit blieben, erzeugt ... eine Neuorganisation des Feldes und zumindest das Potential für entsprechende Verhaltensänderungen.« (Wheeler 1993, 50)

verschiedenen Aspekte, deren Bedeutungen Ihnen zuvor rätselhaft geblieben waren, fügten sich gut ins Gesamtbild ein. Ab diesem Moment konnten Sie anders weitermachen.

In der Regel vollzieht sich ein therapeutischer Veränderungsprozess in mehreren solchen Schritten, in deren Verlauf sich das Erleben des Klienten wiederholt neu organisiert bzw. – in anderen Worten – wiederholt eine neue »Gestaltqualität«[18] annimmt. Dieser Prozess beginnt mit der Achtsamkeit für alles, was mit der Unzufriedenheit oder dem Leiden zusammenhängt, die für den Klienten der Grund waren, gestalttherapeutische Begleitung zu suchen. Von da aus entwickeln sich verschiedene Durchgangsphasen bis schließlich ein Zustand erreicht ist, mit dem der Klient einverstanden und zufrieden ist.[19]

Dabei ergibt sich eine Phase aus der anderen. Damit dies geschehen kann, ist es allerdings erforderlich, dass Therapeut und Klient sich immer wieder in umfassender, achtsamer Weise darauf konzentrieren, *wie* der Klient sein für die jeweilige Phase charakteristisches Erleben gerade organisiert. Denn nur ein jeweils *ganzheitliches* Wahrnehmen und Erleben des Klienten von sich selbst entfaltet jene prozessuale Dynamik, die den Klienten von der einen Phase zur nächsten führt. Dies ist ein oft recht intensiver Vorgang, der die Beteiligten leiblich und seelisch bewegt: Genau darin besteht die oben erwähnte »prozessuale Aktivierung« des Klienten, durch die eine Gestalttherapie u.a. ihre Wirksamkeit entfaltet.

Die Intensität, mit der diese Prozesse häufig ablaufen, lebt von der Dichte der Begegnung zwischen Therapeut und Klient, zu der das oben beschriebene persönliche Kontaktangebot des Therapeuten wesentlich beiträgt (vgl. Abschnitt 5.1). Sie wird möglich im Rahmen einer therapeutischen Beziehung, die dieser Intensität einen soliden Boden und einen sicheren Rahmen gibt (vgl. Kapitel 2). In welchem Maße die Klienten sich auf die mögliche Intensität einlassen wollen, bestimmen sie daher selbst entscheidend mit. Da Gestalttherapeuten großen Wert auf die Selbstverantwortung ihrer Klienten legen, begrüßen sie es, wenn ihre Klienten mit darauf

18 Dies ist ein Begriff des Gestaltpsychologen Christian von Ehrenfels (1890/1960). Was er genau bedeutet, werde ich in Kapitel 7 eingehend erläutern.

19 Dazu gibt es eine detaillierte Theorie (vgl. Staemmler & Bock 1998).

achten, was für sie jeweils passt. Denn natürlich sind manche Aspekte dessen, was Klienten im Rahmen ihrer therapeutischen Prozesse erleben, unangenehm, vielleicht auch schmerzhaft oder bedrohlich. Es ist für sie daher manchmal notwendig, sich ihnen behutsam und Schritt für Schritt zuzuwenden.

> »Wir müssen uns persönliches Wachstum als einen ein ganzes Leben andauernden Vorgang vorstellen, der aus einer Kette unzähliger Veränderungsprozesse besteht. Jeder dieser einzelnen Prozesse ist von seinem Inhalt her anders als jeder seiner Vorgänger, da die Erfahrung eines jeden vorangegangenen Prozesses in das Bewußtsein eines Menschen eingeht und damit einen anderen Rahmen für die neue Erfahrung bereitstellt. ... Jede neue Erfahrung findet auf der Basis aller vorausgegangenen Erfahrungen statt, hat von daher immer eine andere, breitere Grundlage als die vorherigen. Will man sich diese Kette von Prozessen bildhaft vorstellen, so kann man an eine Spirale denken, die sich um eine vertikale Achse in Form unzähliger Drehungen windet. Jede einzelne dieser Drehungen würde in diesem Bild einen einzelnen Veränderungsprozeß ... darstellen.« (Staemmler & Bock 1998, 131f.)

Eine Gestalttherapie insgesamt setzt sich aus einer Reihe von mehreren solchen Veränderungsprozessen zusammen, da es in der Regel mehrere »Themen« sind, deren Bearbeitung erforderlich ist, um das angestrebte Therapieziel zu erreichen. Ein einzelner derartiger Veränderungsprozess kann unter günstigen Voraussetzungen während einer einzelnen Sitzung ablaufen, meist benötigen aber insbesondere die ersten Phasen mehr Zeit. Themen, die einen besonders umfassenden Stellenwert im Leben der Klienten haben, brauchen natürlich größere Ausdauer und weitergehende Auseinandersetzung als solche, deren Stellenwert für die Klienten geringer ist (vgl. Staemmler 1993, 275ff.).

Manchmal ist es auch nötig, ein bestimmtes Thema wiederholt zu bearbeiten – sei es, weil wichtige Aspekte zunächst nicht deutlich wurden, sei es, weil es einer gewissen Wiederholung bedarf, bevor sich für den Klienten ein stabiles neues psychisches Aktivitätsmuster etabliert hat, sei es, dass sich im Verlauf der Bearbeitung eines Themas andere Themen ergeben, die vorrangige Behandlung verlangen.

Der Vollständigkeit halber ist hinzuzufügen, dass natürlich auch die Person des Therapeuten hier eine Rolle spielt. Gerade weil sein persönliches Kontaktangebot eine zentrale Dimension der gestalttherapeutischen Beziehung und Wirkweise darstellt, kann das gar nicht anders sein. Dazu gehört folglich auch, dass bestimmte Interessen, Sensibilitäten, Voreingenommenheiten und Vorlieben auf Seiten der Therapeuten einen jeweils eher förderlichen oder hinderlichen Einfluss auf den Verlauf von Veränderungsprozessen ausüben können. Damit bekommt jede einzelne therapeutische Beziehung zwischen einem bestimmten Therapeuten und einem bestimmten Klienten ihre einmalige Qualität. Und jede einzelne Therapie nimmt ihren eigenen, unverwechselbaren Verlauf.

Ergänzende Literatur zur Wirkweise der Gestalttherapie

Butollo, W., & Maragkos, M. (1999). Gestalttherapie und empirische Forschung. In R. Fuhr, M. Sreckovic & M. Gremmler-Fuhr (Hg.), *Handbuch der Gestalttherapie* (S. 1091-1120). Göttingen: Hogrefe.

Doubrawa, E., & Staemmler, F.-M. (Hg.) (2003). *Heilende Beziehung – Dialogische Gestalttherapie* (zweite, erweiterte Auflage). Wuppertal: Hammer.

Grawe, K., Donati, R., & Bernauer, F. (1994). *Psychotherapie im Wandel: Von der Konfession zur Profession.* Göttingen: Hogrefe.

Staemmler, F.-M. (1993). *Therapeutische Beziehung und Diagnose – Gestalttherapeutische Antworten.* München: Pfeiffer bei Klett-Cotta.

Staemmler, F.-M. (1999). Verstehen und Verändern – Dialogisch-prozessuale Diagnostik. In R. Fuhr, M. Sreckovic & M. Gremmler-Fuhr (Hg.), *Handbuch der Gestalttherapie* (S. 673-687). Göttingen: Hogrefe.

Staemmler, F.-M., & Bock, W. (1998). *Ganzheitliche Veränderung in der Gestalttherapie* (Neuausgabe). Wuppertal: Hammer.

Strümpfel, U. (2006). *Therapie der Gefühle – Forschungsbefunde zur Gestalttherapie*. Bergisch Gladbach: Edition Humanistische Psychologie.

Teschke, D. (1999). Gestalttherapeutische Prozeßforschung am Beispiel einer Untersuchung über »Existentielle Momente in der Psychotherapie«. In R. Fuhr, M. Sreckovic & M. Gremmler-Fuhr (Hg.), *Handbuch der Gestalttherapie* (S. 1161-1178). Göttingen: Hogrefe.

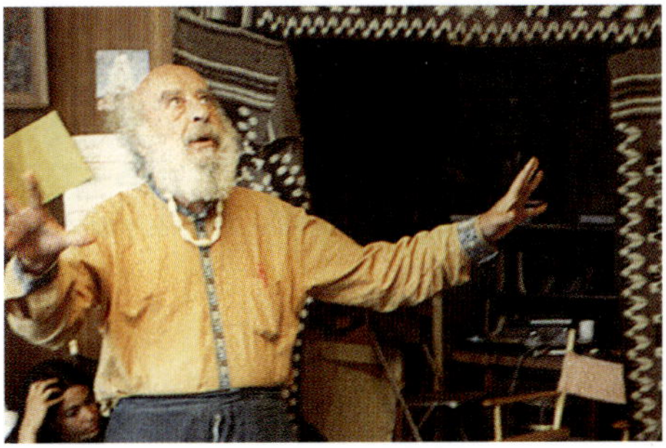

6. Wie entstand die Gestalttherapie?

Wie viele andere moderne therapeutische Richtungen hat auch die Gestalttherapie ihre historischen Wurzeln in der Psychoanalyse Sigmund Freuds. Frederick S. Perls (1893–1970; vgl. Abbildung oben) war von seiner Persönlichkeit her zwar eher ein Querdenker; dennoch betrachtete er sich nach eigenen Worten zunächst als »orthodoxer Psychoanalytiker«, bevor er begann, eigene therapeutische Weg zu gehen. Er wollte einen Beitrag zur Weiterentwicklung der damaligen Psychoanalyse leisten, stieß damit bei Freud und anderen Analytikern jedoch auf wenig Interesse. Enttäuscht zog er sich wieder in sein südafrikanisches Exil zurück, wohin er und seine Frau als deutsche Juden vor den Nazis geflohen waren.

Seine Frau Lore Perls (1905–1990) war ihren Angaben zufolge an der Entstehung des ersten Buchs, das allerdings allein unter seinem Namen erschien, wesentlich beteiligt. Sie war seine vorrangige Gesprächspartnerin und trug, wie sie später sagte,[20] zwei Kapitel zu dem Werk bei, das 1942 erstmals veröffentlicht wurde. Die deutsche Ausgabe trägt den Titel *Das Ich, der Hunger und die Aggression* (Perls 1978). Ein zentraler Gedanke darin ist die Annahme, dass nicht nur – wie bei Freud – die Sexualität ein wesentliches Motiv für menschliche Entwicklung darstellt, sondern auch das Bedürfnis nach Nahrung. Der *Hunger* war für Perls ein noch grundlegenderes Motiv als die Sexualität. Er sah darin den ursprünglichen Antrieb für eine

20 L. Perls & Rosenblatt (2005, 132)

leibliche und sinnliche Zuwendung des Menschen zur Welt (vgl. Kapitel 3). Die Art und Weise, wie Kinder lernen, diesem *körperlichen* Bedürfnis nachzugehen, war für ihn zugleich das Modell, dem auch die Grundzüge ihrer *psychologischen* Entwicklung folgen.

Diese Überlegungen standen unter dem Einfluss von Jan Smuts, der Biologe und zeitweise Ministerpräsident Südafrikas war und ein Buch mit dem Titel *Holism and Evolution* (1926/1973) geschrieben hatte. Perls war davon sehr beeindruckt. Wie der Titel zeigt, vertrat Smuts eine *ganzheitliche* (»holistische«) Sichtweise. Diese fiel bei Perls auf fruchtbaren Boden, da er und seine Frau schon vor der Emigration mit Konzepten anderer Ganzheitstheorien in Berührung gekommen waren, insbesondere mit der organismischen Theorie Kurt Goldsteins und mit den holistischen Konzepten der Gestaltpsychologen (Max Wertheimer u.a.).[21] Sie alle versuchten auf ihre jeweilige Weise, das zu überwinden, was im damaligen Zeitgeist durch die Metapher von der »Maschine« repräsentiert wurde – ein Menschen- und Weltbild, in dem mechanistische Vorstellungen maßgebend waren. Im Gegensatz dazu wollten die ganzheitlichen, manchmal auch »organismisch« genannten Ansätze dem Wesen alles *Lebendigen*, insbesondere des Menschen, sowie der Untrennbarkeit eines Lebewesens von seiner Umwelt besser gerecht werden.

»Diese drei am menschlichen Organismus zu beobachtenden Erscheinungen werden gewöhnlich unter den Termini ›Geist‹, ›Seele‹ und ›Körper‹ beschrieben. Es ist dagegen nichts einzuwenden, wenn man sich darüber klar ist, dass damit nicht drei isolierte Seinssphären gemeint sind, die irgendwie sekundär miteinander in Beziehung stehen, sondern dass es sich bei dieser Charakterisierung um Abstraktionen handelt, jede von ihnen ein künstlich isoliertes Moment organismischen Gesamtgeschehens darstellt.« (Goldstein 1934, 206)

21 »Ganzheit« meint – je nach Autor – manchmal die Zusammengehörigkeit von Geist, Seele und Körper (vgl. Textbox: Goldstein), manchmal die gegenseitige Abhängigkeit (»Interdependenz«) von Organismus und Umwelt, manchmal beides, z.B. in der Gestalttherapie.

Mit der Hinwendung zu ganzheitlichen Modellen war für Lore und Frederick Perls noch eine weitere Abkehr von Freud verbunden; sie hatte mit der Kritik an Konzepten und Vorgehensweisen der Psychoanalyse zu tun, die »assoziationistisch« genannt werden. Dieser Assoziationismus bedeutete für Perls eine bevorzugte Beachtung der Verknüpfungen (»Assoziationen«) zwischen einzelnen Elementen innerhalb eines Ganzen und war aus dieser Sicht dem »Maschinendenken« nahe. Aus der Perspektive der Ganzheitstheorien, die er nunmehr favorisierte, war es jedoch sehr viel wichtiger, zunächst das Ganze als solches zu erfassen sowie zu verstehen, welchen Einfluss die Ganzheit auf die Bedeutung der einzelnen Teile ausübte.

Für das therapeutische Vorgehen hieß das, nicht mehr primär der Frage nachzugehen, was eine Klientin zu einem bestimmten Gedanken oder Gefühl *assoziierte*. Stattdessen stellte Perls die *Konzentration* in den Mittelpunkt seiner Praxis: Dadurch, dass die Klientin ihre Aufmerksamkeit *ganz* auf ihr momentanes Erleben ausrichtete, konnte ihr der übergreifende Charakter (die »Gestaltqualität«) ihrer Erfahrung deutlich werden. Auf diese Weise bekam die Erfahrung insgesamt ihren Sinn, und die Bedeutungen, die den in sie eingehenden einzelnen Elementen (Gedanken, Gefühle, leibliche Empfindungen, Erinnerungen etc.) zukamen, konnten erkennbar werden.

Obwohl mit dem Buch *Das Ich, der Hunger und die Aggression* bereits wichtige Weichen neu gestellt wurden, tauchte das Wort »Gestalttherapie« darin noch nicht auf; Perls sprach vielmehr informell von einer »Konzentrationstherapie«. Wie der originale Untertitel dieses Buchs klar macht, verstand Perls seine Überlegungen zu dieser Zeit noch nicht als Grundlegung einer neuen psychotherapeutischen Methode, sondern als *eine Revision von Freuds Theorie und Methode*. Der Begriff der »Gestalttherapie« wurde erst später geprägt, als Lore und Frederick Perls nach dem zweiten Weltkrieg von Südafrika nach Nordamerika weiterzogen und dort die Bekanntschaft von Paul Goodman machten.

Goodman (1911–1972) war ein Mensch, der wusste, was es heißt, einer gesellschaftlich diskriminierten Minderheit anzugehören; er war ein sozialkritischer Schriftsteller und engagierter Bürgerrechtler sowie bisexuell. Perls, der sich schon zu seiner Berliner Zeit politisch links orientiert und als Jude reichlich eigene Erfahrungen mit sozialer Diskriminierung gemacht hatte, fand in Goodman für einige Jahre einen geistesverwandten Mitarbeiter, für den sowohl die politische Dimension der Psychotherapie als auch der politische Stellenwert der Psychotherapie innerhalb der Gesellschaft besonders wichtige Themen waren. Das passte gut zu Perls' ganzheitlichen Überzeugungen, die die enge Verflochtenheit des Teils mit dem Ganzen, d.h. auch des Einzelnen mit der sozialen Umwelt, betonten.

Obwohl Goodman die Ursprünge psychischen Leidens primär in gesellschaftlichen Bedingungen sah, war er durchaus auch an dessen individueller Dimension interessiert. Er wurde Schüler und Klient der Perls und erwies sich als Theoretiker als so kompetent und kreativ, dass Perls ihm einen kürzeren Text zur Verfügung stellte und ihn damit beauftragte, diesen zu einem umfassenden Buch auszuarbeiten. Goodman akzeptierte den Vorschlag und formulierte zu großen Teilen jenen Text, der 1951 erstmals veröffentlicht wurde und heute als Grundlagenwerk der Gestalttherapie gilt (Perls et al. 2006; 2007). Goodman wird aus diesem Grund zu den Mitbegründern der Gestalttherapie gezählt, auch wenn er sich einige Jahre später aus dem psychotherapeutischen Feld zurückzog und sich wieder seinen früheren Tätigkeitsgebieten zuwandte.

In dem anspruchsvollen Buch[22] machen die Autoren gleich zu Anfang klar: »Der Kontakt ... ist die erste und unmittelbarste Wirklichkeit« (Perls et al. 2006, 21): Der Kontakt zwischen dem Individuum und seiner ökologischen und sozialen Umwelt – das von Goodman so genannte »Organismus/Umwelt-Feld« – ist jene wesentliche Ganzheit, die die Existenz des Individuums überhaupt erst möglich macht und für sein jeweiliges Wesen entscheidend ist.

Perls und Goodman legten damit den Grundstein für ein nicht-individualistisches Verständnis der menschlichen »Psyche«, in dem dem jeweiligen Kontext, in dem sich ein Mensch bewegt, eine wichtige Bedeutung zugesprochen wird (vgl. Kapitel 5). Darauf bauten sie eine Form von Psychotherapie auf, deren intersubjektiver Charakter damals revolutionär war. Viele andere psychotherapeuti-

22 Es erschien im Original 1951. Es ist schon auf Englisch nicht leicht zu lesen, und die miserable Übersetzung der deutschen Ausgabe von 1979 erschwerte die Lektüre zusätzlich. Eine Neuübersetzung, die von Reinhard Fuhr, Milan Sreckovic und Martina Gremmler-Fuhr angefertigt wurde, erschien 2006 bzw. 2007 und macht den Text nunmehr sehr viel besser verständlich.

sche Schulen beziehen inzwischen ähnliche Standpunkte, setzen sie aber entsprechend ihren eigenen Traditionen in unterschiedlicher Weise in die Praxis um. Das radikale Verständnis der Gestalttherapie von einem Selbst, das nicht als ›Ding‹, sondern als Prozess gesehen wird, ist in dieser Form jedoch einmalig geblieben und weist mehr Ähnlichkeiten mit der buddhistischen Psychologie auf als mit den meisten westlichen Selbstkonzepten.

»Betrachten wir das ›Selbst‹ als System der Kontakte in jedem Augenblick. Als solches ist das Selbst sehr flexibel, denn es variiert mit den vorherrschenden organischen Bedürfnissen und sich aufdrängenden Reizen aus der Umwelt; es ist das System der Reaktionen.« (Perls et al. 2006, 31)

Nach dem Ende der Zusammenarbeit zwischen Perls und Goodman begann Perls mehr und mehr, durch die Vereinigten Staaten zu reisen, um an verschiedenen Orten seine neue Form der Psychotherapie zu lehren und zu verbreiten. Derjenige Ort, der sich historisch als am wichtigsten erwies, war Esalen, jenes südlich von San Francisco gelegene Institut für die experimentelle Erforschung und die Förderung des menschlichen Potentials, das in den 1960er-Jahren der Ausgangs- bzw. Mittelpunkt vieler neuer psychologischer und spiritueller Trends war. Hier ließ sich Perls für einige Jahre nieder; er baute sich an der Steilküste ein Haus mit einem phantastischen Blick auf den Pazifik. Darin unterhielt er eine kleine Wohnung für sich selbst sowie einen großen Raum für die Gruppen, denen er sein Verständnis der Gestalttherapie und seinen damals Aufsehen erregenden persönlichen Arbeitsstil vorstellte. Von hier aus verbreitete sich der Ruf der Gestalttherapie in der ganzen Welt.

In Perls' Esalen-Zeit und in den wenigen Jahren, in denen er danach noch lebte, entstanden auch weitere Bücher über die Gestalttherapie (Perls 1974; 1976; Perls & Baumgardner 1990); sie enthalten neben Mitschriften von Vorträgen, die Perls im Rahmen seiner Seminare hielt, auch Transkripte von relativ kurzen therapeutischen Sitzungen, die er zu *Demonstrationszwecken* mit Seminarteilnehmerinnen durchführte. Er praktizierte in jenen Seminaren oft einen provokativen und gelegentlich brüsken Stil, um seine theoretischen

Positionen eindrücklich auf den Punkt zu bringen, machte sich damit aber nicht immer beliebt. Das hatte historische Nachwirkungen: Weil diese Demonstrationssitzungen die Gestalttherapie bekannt machten, wurden sowohl manche Nachahmerinnen als auch einige Kritikerinnen dazu verleitet, Perls' nicht immer geglückte Stilmittel mit dem Wesen der Gestalttherapie in einen Topf zu werfen und sie dann insgesamt negativ zu beurteilen.

Lore Perls, deren Ruf erst nach dem Tod ihres Mannes weltweite Bedeutung gewann, praktizierte in ihrer Arbeit einen anderen Stil, wie man den Mitschriften aus ihren Seminaren entnehmen kann (L. Perls 1989); er war von freundlicher Zuwendung und sanftem Humor geprägt. Auch Perls-Schüler und -Schülerinnen wie z.B. Isadore From, Miriam und Erving Polster, Jim Simkin oder Gary Yontef – um nur einige prominentere Namen zu nennen – entwickelten ihren eigenen, von ihrer jeweiligen Persönlichkeit geprägten Arbeitsstil.

Die weitere Entwicklung der Gestalttherapie gewann Ende der 1970er-Jahre und besonders in den 80er- und 90er-Jahren an Schwung. Sie betraf natürlich nicht nur den Arbeitsstil der Gestalttherapeutinnen, sondern auch und vor allem die theoretische Ebene. Einerseits wurden dabei die Grundzüge der klassischen Gestalttherapie neu durchdacht und konsequenter weitergeführt, andererseits wurden auch die Erfahrungen aus anderen therapeutischen Richtungen aufgegriffen sowie neuere Forschungsergebnisse – z.B. aus Philosophie, Entwicklungs- und Sozialpsychologie oder den Neurowissenschaften – hinsichtlich ihrer Vereinbarkeit mit der Gestalttherapie überprüft und, wenn sinnvoll und nützlich, in den gestalttherapeutischen Fundus integriert.

So ist aus den einst revolutionären Ideen der ersten Gestalttherapeutinnen ein nach wie vor innovatives therapeutisches Verfahren geworden, das sich kontinuierlich weiterentwickelt und einen wichtigen Platz im Kreis der bestehenden psychotherapeutischen Ansätze einnimmt. Einige Vorgehensweisen der Gestalttherapie wurden wegen ihrer offensichtlichen Wirksamkeit inzwischen auch von anderen therapeutischen Richtungen übernommen oder ›neu‹ entdeckt. Darüber hinaus haben gestalttherapeutische Konzepte und Methoden Eingang in andere Bereiche als den der Psychotherapie gefunden. Hier sind vor allem Pädagogik, Organisationsberatung,

Seelsorge, Coaching und Supervision zu nennen. Neuerdings denken manche prominente Gestalttherapeutinnen zudem darüber nach, wie das, was die Gestalttherapie anzubieten hat, zusätzlich für weitere gesellschaftliche Gruppen, z.B. Gemeinden, nutzbar gemacht werden kann (z.B. Polster 2006).

Ergänzende Literatur zur Geschichte der Gestalttherapie

Bocian, B. (2007). *Fritz Perls in Berlin 1893-1933 – Expressionismus, Psychoanalyse, Judentum.* Wuppertal: Hammer.

Perls, F.S. (1981). *Gestalt-Wahrnehmung – Verworfenes und Wiedergefundenes aus meiner Mülltonne.* Frankfurt/M.: Verlag für Humanistische Psychologie. [Perls' Autobiographie]

Sreckovic, M. (1999). Geschichte und Entwicklung der Gestalttherapie. In R. Fuhr, M. Sreckovic & M. Gremmler-Fuhr (Hg.), *Handbuch der Gestalttherapie* (S. 15-178). Göttingen: Hogrefe.

Staemmler, F.-M., & Bock, W. (1998). *Ganzheitliche Veränderung in der Gestalttherapie* (Neuausgabe). Wuppertal: Hammer. [darin Kapitel 1]

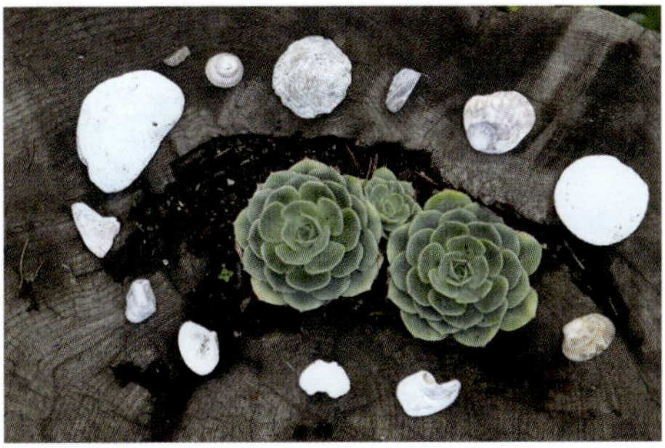

7. Warum heißt die Gestalttherapie »*Gestalt*-therapie«?

Als Ausgangspunkt für die folgenden Überlegungen genügt es zunächst, unter einer »Gestalt« soviel wie unter einer »Ganzheit« zu verstehen. Aber natürlich bleibt es im Weiteren nicht ganz so simpel.

Die Geschichte des Wortes »Gestalt« ist zu lang und zu vielschichtig, um sie hier zu erzählen. Aber zur Beantwortung der Titelfrage dieses Kapitels ist es auch ausreichend, einige wenige Eckpunkte zu benennen. Bei dem Wort »Gestalt«, das so deutsch ist, dass sich in anderen Sprachen kaum Gleichbedeutendes finden lässt, kommt man allerdings nicht umhin, wenigstens kurz auf Goethe einzugehen, der die Geschichte dieses Begriffs wesentlich beeinflusst hat.

Schon für Goethe ging es nämlich nicht nur darum, Ganzheiten formal zu untersuchen, sondern immer auch darum, Ganzheitlichkeit anzustreben oder zu vervollständigen, wo sie fehlte oder mangelhaft war. Seine Vorstellung von Ganzheit war nicht nur in der Kenntnis antiker Philosophie verwurzelt, sondern zugleich Antwort auf ein mechanistisches Welt- und Menschenbild, wie es sich – u.a. unter dem Einfluss Isaac Newtons – herausgebildet hatte. Goethe hielt dagegen: »In jedem lebendigen Wesen sind das, was wir Teile nennen, dergestalt unzertrennlich vom Ganzen, dass sie nur in und mit denselben begriffen werden können« (1970, 7). Probleme, die ein Mensch mit sich selbst oder mit Anderen hat, waren aus Goethes Sicht darum auf eine eingeschränkte Integration der Teile ins Ganze und damit auf ein unvollständiges Ganzes zurückzuführen:

> Wer nicht überzeugt ist, daß er alle Manifestationen des menschlichen Wesens, *Sinnlichkeit* und *Vernunft*, *Einbildungskraft* und *Verstand*, zu einer entschiedenen Einheit ausbilden müsse ..., der wird sich in einer unerfreulichen Beschränkung immerfort abquälen und niemals begreifen, warum er so viele hartnäckige Gegner hat, und warum er sich selbst sogar manchmal als augenblicklicher Gegner aufstößt. (1987, 615 – Hervorhebungen im Original)

Am Ende des 19. und Anfang des 20. Jahrhunderts entstand zunehmend eine Unzufriedenheit mit der weit verbreiteten Weltsicht, der zufolge die Welt am besten zu verstehen sei, wenn man sie in ihre Einzelteile (»Atome«) zerlegt und sich die Wirkungen dieser Einzelteile aufeinander wie in einer Mechanik vorstellt. Die Kritik an dem atomistischen und mechanischen Weltbild verdichtete sich in der schon genannten Metapher von der »Maschine« und führte zu einer Vielzahl von biologischen und psychologischen Ganzheitstheorien (vgl. Harrington 2002), deren gemeinsames Motto hätte lauten können: »Zurück zu Goethe!« (vgl. von Bertalanffy 1951). In diesem historischen Kontext entstanden auch die Ansichten von Smuts

> »Die Gestaltpsychologie ist in Deutschland um 1910 aus einer sogenannten Krise der Wissenschaft entstanden. Nicht nur die Wissenschaften, sondern akademisches Wissen überhaupt verloren das Vertrauen von immer mehr Menschen, einschließlich der Intellektuellen, denn auf grundlegende menschliche Belange, wie beispielsweise Wert- oder Sinnfragen, blieben sie nicht nur die Antwort schuldig, sie schienen sich nicht einmal dafür zu interessieren. ... Eine der Grundannahmen der damaligen Zeit war, dass die wissenschaftliche Analyse per se atomistisch sei. Das Grundmodell der traditionellen Psychologie war ein atomistisches, mechanistisches Konzept der physikalischen Wissenschaften. Nach Auffassung der Gestaltpsychologen war es aber keine zwingende Notwendigkeit, dass wissenschaftliche Analyse atomistisch sein müsse.« (Henle 2005, 9f.)

und Goldstein, deren Einfluss auf Perls ich bereits erwähnt habe, sowie die Forschungen der Gestalttheoretiker, obwohl die meisten der zuletzt genannten recht nüchterne Wissenschaftler waren, denen die romantischen und naturreligiösen Vorstellungen Goethes persönlich und theoretisch nicht sehr nahe standen. Ihnen ging es mehr darum, eine *andere Art* von Wissenschaft zu praktizieren.

Christian von Ehrenfels, der oft als der erste Gestalttheoretiker bezeichnet wird, veröffentlichte 1890 einen Text »Über Gestaltqualitäten« (von Ehrenfels 1890/1960), in dem er insbesondere am Beispiel der Melodie von »Muß i denn, muß i denn zum Städtele hinaus ...« den ganzheitlichen Charakter einer Gestalt demonstrierte: Im Falle der Melodie bleibt deren »Gestaltqualität« dieselbe, egal ob man sie in C-Dur spielt oder in Fis-Dur; aber in der letzten Tonart »enthält sie keinen einzigen der Töne, auf welchen sie in C-Dur sich aufbaut. Dennoch ist die Ähnlichkeit jedem halbwegs musikalisch Veranlagten sofort und ohne Reflexion ... erkennbar« (a.a.O., 18).

Derartige Gestaltqualitäten, d.h. Eigenschaften eines Ganzen, die nicht aus seinen Einzelteilen abgeleitet werden können, gibt es sogar über die Grenzen verschiedener Sinnesmodalitäten hinweg. Alle Möwen sehen ja angeblich aus, als ob sie Emma hießen. Darüber kann man sicher streiten. Aber wenn man Versuchspersonen fragt, welches der beiden Kunstwörter »Takete« und »Maluma« besser zu einer der beiden nebenstehenden Figuren passt, treffen sie wegen der ähnlichen Gestaltqualitäten von Wortklang und visueller Form mit großer Übereinstimmung die jeweiligen Zuordnungen (vgl. Köhler 1929/1947, 225). Ich brauche Ihnen nicht zu verraten, welche.

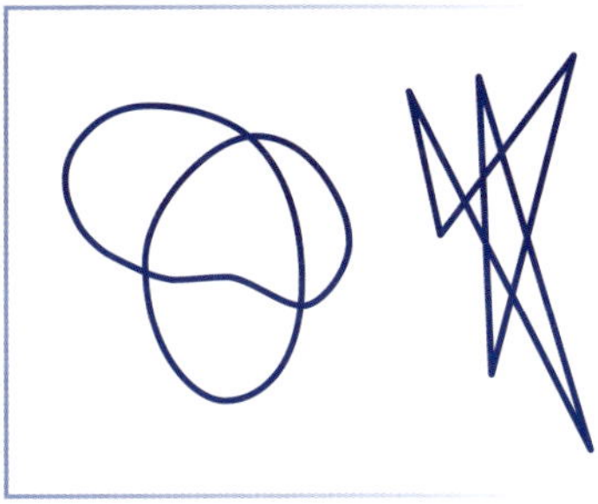

Schauen Sie sich jetzt einmal die nebenstehende Zeichnung an: Sie werden schnell bemerken, dass Sie die dargestellten Umrisse entweder als den Kopf eines Hasen

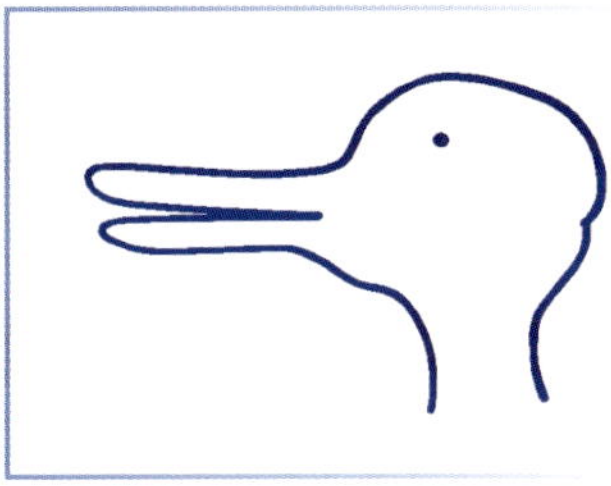

interpretieren können, der nach rechts sieht, oder als den Kopf einer Ente, die nach links schaut. In Abhängigkeit davon, ob Sie die gesamte Skizze als Darstellung eines Hasen oder als die einer Ente deuten, verändert sich die Bedeutung einzelner Aspekte der Skizze: Wenn Sie den Hasen wahrnehmen, bekommen die nach links weisenden langen Linien die Bedeutung von Ohren, und die leichte Einbuchtung an der rechten Seite der Zeichnung erhält den Stellenwert eines angedeuteten Mauls; die Blickrichtung des Hasen geht nach rechts. Sehen Sie aber eine Ente, weist die Blickrichtung des Tieres nach links, die langen Linien bekommen die Bedeutung eines Schnabels, und die kleine Einbuchtung rechts wird zu einem unwichtigen Element am Hinterkopf des Tieres.

Diese unterschiedlichen Deutungsmöglichkeiten illustrieren nicht nur die wichtige Tatsache, dass Wahrnehmungen immer auch Interpretationen enthalten und nie eine ›objektive‹ Realität abbilden.[23] Sie veranschaulichen darüber hinaus, dass sich die Bedeutungen der einzelnen *Teile* in Abhängigkeit von der Bedeutung ändern, die Sie dem *Ganzen* geben. Anders gesagt: Der größere Zusammenhang, in dem ein bestimmtes Element für Sie steht, ist ausschlaggebend für seinen jeweiligen Stellenwert. Manchmal ist eine Ganzheit sogar so bestimmend für die in sie eingehenden Teile, dass es relativ egal ist, wie die Teile genau aussehen. Die Elemente gehen hier sozusagen im Gesamteindruck auf. So nehmen Sie vermutlich keinen wesentlichen Unterschied wahr, wenn sich eine Linie aus verschiedenen Elementen zusam-

> »Es gibt Zusammenhänge, bei denen nicht, was im Ganzen geschieht, sich daraus herleitet, wie die einzelnen Stücke sind und sich zusammensetzen, sondern umgekehrt, wo – im prägnanten Fall – sich das, was an einem Teil dieses Ganzen geschieht, bestimmt von inneren Strukturgesetzen dieses seines Ganzen.« (Wertheimer 1924, 43)

23 Sie merken das z.B. auch daran, dass in Abhängigkeit von Ihren jeweils aktuellen Bedürfnissen bestimmte Dinge für Sie in den Vordergrund ihrer Wahrnehmung rücken, während andere im Hintergrund bleiben. Dadurch erhält das gesamte Wahrnehmungsfeld eine jeweils andere Struktur und Bedeutung.

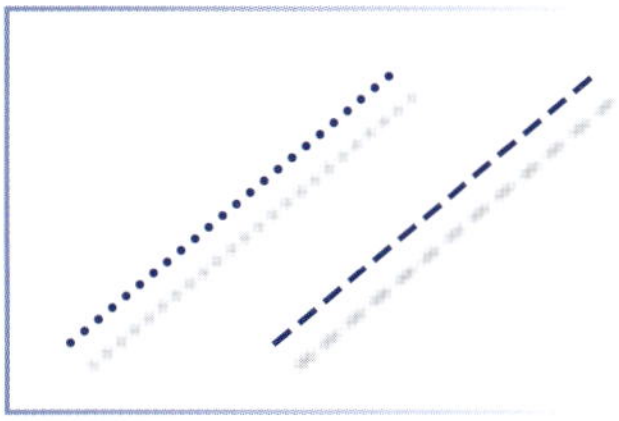

mensetzt, einmal aus Punkten und einmal aus Strichen.

In den 10er-, 20er- und 30er-Jahren des vergangenen Jahrhunderts griffen einige Psychologen (Max Wertheimer, Kurt Koffka, Wolfgang Köhler, Kurt Lewin) solche Phänomene systematisch auf und begannen, sie empirisch zu untersuchen. Dabei grenzten sie sich ausdrücklich von der bis dahin dominierenden Assoziationspsychologie ab, die versucht hatte, psychische »Elemente« (ähnlich wie in der Chemie) zu identifizieren, in der Hoffnung, aus ihnen eines schönen Tages die Zusammensetzung der menschlichen Psyche rekonstruieren zu können. Die Gestalttheoretiker zeigten, dass die Assoziationspsychologie ein Programm verfolgte, das von Vornherein zum Scheitern verurteilt war, wenn es um Ganzheiten oder Gestalten und ihre Qualitäten ging.

Damit ist schon im Wesentlichen gesagt, was eine »Gestalt« ist: eine in sich strukturierte Ganzheit, die sich von der Umgebung abhebt, nach innen hin in Teile differenziert ist und zugleich über eine so genannte »Gestaltqualität« verfügt, die sich nicht aus den einzelnen Teilen ableiten lässt:[24] Diese Gestaltqualität (in der Zeichnung »Hase« oder »Ente«) ist die umfassende Bedeutung, die eine Gestalt für Sie hat und die die Bedeutungen der Teile bestimmt, aus denen sie sich zusammensetzt (z.B. Ohren oder Schnabel). Wie wir schon in Kapitel 6 gesehen haben, treffen diese Feststellungen nicht nur auf Wahrnehmungen im engeren Sinne zu, sondern auch auf komplexere Erfahrungen. Verschiedene Aspekte der Erfahrungswelt eines Menschen existieren nicht isoliert voneinander; sie sind – mehr oder weniger – *voneinander abhängig*, auch wenn sie in keiner direkten Beziehung zueinander stehen. Ein bestimmtes Element der Erfahrung ›hat‹ keine *per se* festgelegten Eigenschaften, die immer gleich wären. Vielmehr verändern sich diese Eigenschaften unter den jeweils gegebenen, umfassenderen psychischen Bedingungen.

24 Die Gestaltqualität hängt von den Beziehungen ab, in denen die Teile zueinander stehen: »Die Gestalt ist ja letzten Endes auf *Beziehungen* aufgebaut; sie ist selbst eine Beziehung: nämlich *die Gesamtbeziehung der Beziehungen*« (Erismann 1960, 132 – Hervorhebungen im Original)

Wenn Sie z.B. von Ihrer Grundstimmung her sowieso schon gereizt sind, kann eine kleine Widrigkeit, die Sie unter anderen Bedingungen kaum beachten würden, schon Ihren Ärger hervorrufen. Es ist also das Ganze (der Kontext bzw. das Umfeld), das dem Einzelnen (dem Teil) seine jeweilige Bedeutung verschafft. Ohne Ihre übergreifende, gereizte Grundstimmung in Betracht zu ziehen, wäre es völlig unverständlich, dass Sie auf die geringfügige Unannehmlichkeit so ärgerlich reagieren. Ein einzelnes Element Ihrer Erfahrung (die geringfügige Widrigkeit) erhält seine Bedeutung immer nur durch seine Stellung im größeren Zusammenhang (der Gereiztheit), und das größere Ganze ist der Träger von Sinn.

»Eine Gestalt ist ein Muster, eine Figur, die besondere Art, wie die vorhandenen Einzel-Elemente organisiert sind. Die Grundannahme der Gestaltpsychologie ist, daß die menschliche Natur in Strukturen oder Ganzheiten organisiert ist, daß sie vom Individuum auf diese Art erfahren wird und daß sie nur als eine Funktion dieser Strukturen oder Ganzheiten, aus denen sie besteht, verstanden werden kann.« (Perls 1976, 21f.)

Was ich auf den letzten Seiten über den Gestalt- und den Ganzheitsbegriff sowie über die Gestaltpsychologie gesagt habe, waren einige der Ideen und Konzepte, denen Lore und Frederick Perls Anfang der 1930er Jahre an der Universität Frankfurt begegneten.[25] Sie bekamen für Perls besondere Bedeutung, weil sie ihm bei seiner späteren Kritik an der Freud'schen Psychoanalyse alternative Perspektiven für seine Theoriebildung eröffneten. So gelangte er zu der Ansicht, es sei notwendig, »die psychologische Auffassung durch eine organismische[26] ...« und »die Assoziationspsychologie durch die Gestaltpsychologie zu ersetzen« (1978, 18).

25 Auch Martin Buber und Paul Tillich lehrten damals dort.

26 Das Wort »organismisch« verweist hier höchst wahrscheinlich auf die ganzheitliche (eben *nicht nur* psychologische), »organismische« Theorie Kurt Goldsteins (vgl. Textbox in Kapitel 6), den Perls den Gestalttheoretikern zuordnete. Goldstein selbst sah zwar Ähnlichkeiten zwischen seinen Ansichten und denen der Gestaltpsychologen, fand die Unterschiede jedoch so groß, dass er sich ihnen nicht zurechnen wollte (vgl. Goldstein 1934, 319ff.).

Als es dann Anfang der 50er Jahre in den Gesprächen mit Paul Goodman nicht mehr um eine Revision der Psychoanalyse, sondern um die Begründung und Benennung einer neuen Therapieform ging, standen drei Begriffe zur Debatte: Erstens »Konzentrationstherapie«, das Wort, das in dem Buch *Das Ich, der Hunger und die Aggression* schon verwendet worden war (vgl. Kapitel 6). Mir ist nicht bekannt, welche Argumente dagegen sprachen, ich vermute aber, dass das Wort zu sehr auf das methodische Vorgehen und zu wenig auf die Grundkonzepte der neuen Therapie Bezug nahm. Die beiden ernsthaft diskutierten Begriffe waren »Existenzielle Therapie« und »Gestalttherapie«. Gegen den ersten spach seine Verknüpfung mit Jean-Paul Sartres Philosophie, die seinerzeit vielfältig des Nihilismus (der radikalen Infragestellung allgemeingültiger Werte und Wahrheiten) sowie des Marxismus bezichtigt wurde. Damit fiel die Wahl auf »Gestalttherapie«, obwohl zumindest Lore Perls ahnte, dass diese Entscheidung bei den Gestalttheoretikern auf wenig Zustimmung stoßen würde. In der Tat waren diese von der Namensgebung nicht gerade begeistert; aus ihrer Sicht waren und sind die theoretischen Gemeinsam-

> »Wir verstanden uns als Revisionisten der Psychoanalyse. ... Aber dann dachten wir mehr an die Erneuerung der freien Assoziation durch eine Art der Konzentration. Das brachte uns zu der Idee, von Existentieller Therapie zu sprechen, denn schließlich spielte für uns die Gegenwart eine größere Rolle als die Vergangenheit (wie bei Freud) oder die Zukunft (wie bei Adler). Wir kamen dann auf Gestalttherapie, weil uns das die angemessenste Beschreibung dessen zu sein schien, was wir in der Therapie erreichen oder ermöglichen wollen, nämlich einen fortwährenden Gestaltbildungsprozess.«
> (L. Perls in L. Perls & Rosenblatt 2005,106).
> »Ich dachte, dass wir mit *Gestalt Therapy* Probleme bekommen würden, weil wir das Wort ›Gestalt‹ benutzten. Aber dieser Einwand wurde von Fritz und Paul abgewiesen.« (a.a.O., 133)

keiten zu gering, um diese Benennung zu rechtfertigen (vgl. Henle 2005).

Dessen ungeachtet hat sich der Begriff »Gestalttherapie« in den nun bald 60 Jahren seiner Verwendung fest etabliert. So, wie er in den letzten Jahren häufig gebraucht wird, bezeichnet er eine psychotherapeutische Richtung,

- die den Menschen als integralen Bestandteil des »Organismus/Umwelt-Feldes« sieht und insbesondere die Einbettung des Menschen in seine sozialen Beziehungen als das begreift, was ihn zum Menschen macht, und die darum die therapeutische Beziehung als zentrale Dimension der Therapie versteht (vgl. Kapitel 2 und Abschnitt 5. 1),
- für deren Menschenbild die enge Verflechtung von Körper, Seele und Geist wesentlich ist, weswegen sie das ganzheitliche Wahrnehmen und Erleben in der Therapie systematisch fördert (vgl. Kapitel 3 und 8),
- die den therapeutischen Verlauf als eine Reihe von Veränderungsprozessen begreift, die sich wiederum aus bestimmten Phasen zusammensetzen, wobei sich jede einzelne Phase durch eine typische Gestaltqualität auszeichnet (vgl. Abschnitt 5. 2), sodass sich gestalttherapeutische Veränderungsprozesse als aufeinander folgende Transformationen von Gestaltqualitäten definieren lassen,
- und die auf der Einsicht aufbaut, dass die in eine Gestalt eingehenden Elemente ihre jeweilige Bedeutung erst durch ihren Bezug zum Ganzen gewinnen – eine Einsicht, die therapeutisch in zweierlei Hinsicht relevant ist: Sie gilt erstens für das Verhältnis des Individuums zur Gesellschaft, zur Welt im Allgemeinen sowie zur Transzendenz und ist damit entscheidend für das Finden eines Lebenssinns. Und zweitens bezieht sie sich auf das Verhältnis zwischen *einzelnen* Erlebens- und Verhaltensweisen und der *gesamten* Person und wird somit zum Maßstab für ein gelingendes Verständnis des Menschen von sich selbst.

Ergänzende Literatur zu den Begriffen »Gestalt«, »Gestaltqualität«, »Gestaltpsychologie« und »Gestalttherapie«

Henle, M. (2005). Gestaltpsychologie und Gestalttherapie. *Gestalttherapie 19/1*, 8-19.

Metzger, W. (1986). *Gestalt-Psychologie – Ausgewählte Werke aus den Jahren 1950-1982*. Frankfurt/M.: Kramer.

Portele, G.H. (1999). Gestaltpsychologische Wurzeln der Gestalttherapie. In R. Fuhr, M. Sreckovic & M. Gremmler-Fuhr (Hg.), *Handbuch der Gestalttherapie* (S. 263-278). Göttingen: Hogrefe.

von Ehrenfels, C. (1890). Über »Gestaltqualitäten«. In F. Weinhandl (Hg.) (1960), *Gestalthaftes Sehen – Ergebnisse und Aufgaben der Morphologie – Zum hundertjährigen Geburtstag von Christian von Ehrenfels* (S. 11-43). Darmstadt: Wissenschaftliche Buchgesellschaft.

Wertheimer, M. (1925). Über Gestalttheorie. *Philosophische Zeitschrift für Forschung und Aussprache 1*, 39-60.

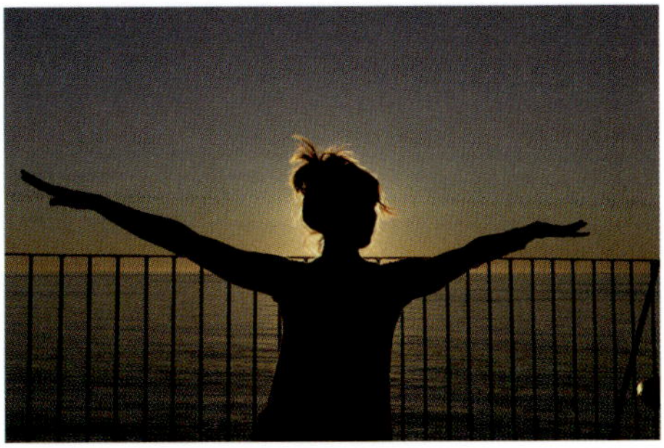

8. Wie gehen Gestalttherapeutinnen praktisch vor?

Stellen Sie sich vor, Sie sind auf einer Urlaubsreise in einem unbekannten Land. Sie streifen durch eine fremde Stadt, gelangen vielleicht auf einen Marktplatz, und an einem der Stände sehen sie einen Gegenstand, den Sie noch nie zuvor gesehen haben. Weil es an demselben Stand noch eine Reihe anderer Dinge zu sehen und zu kaufen gibt, die Sie als Obst und Gemüse erkennen, vermuten Sie, dass es sich auch bei dem für Sie neuen Ding um etwas Vegetarisches handeln dürfte. Sie betrachten das Ding eingehend; die Marktfrau erkennt Ihre Neugierde und gibt Ihnen das Ding in die Hand. Sie wenden es hin und her, um es von allen Seiten betrachten zu können, schnuppern daran, üben mit Ihren Fingern ein bisschen Druck aus, um einen Gespür für seine Konsistenz zu gewinnen – und schauen die Marktfrau fragend an. Die gibt Ihnen zu verstehen, dass Sie in das Ding hineinbeißen sollen. Sie folgen dem Hinweis und entdecken einen Ihnen bislang völlig unbekannten, fruchtigen Geschmack. Die Marktfrau lächelt und sagt ein Wort, von dem Sie vermuten, dass es in der Landessprache das Obst bezeichnet, das Sie gerade gekostet haben. Sie nehmen sich vor herauszufinden, wie die Frucht auf Deutsch genannt wird, und verabschieden sich mit einem Lächeln von der freundlichen Verkäuferin.

Wie jeder Vergleich hinkt auch dieser. Wir haben schon gesehen: Die menschliche Psyche ist kein Ding, das man wie Obst in die Hand nehmen, betrachten, berühren und kosten kann. Aber die

Art und Weise, *wie* man vorgeht, um einen unbekannten Gegenstand zu erforschen und kennenzulernen, hat durchaus einige Ähnlichkeiten mit dem Vorgehen in der Gestalttherapie. Wie Menschen bestimmte Situationen erleben, welche Aspekte dabei ausschlaggebend sind und wie sich Erfahrungen in Worte fassen lassen, kann man auf ähnliche Art erforschen. Man kann Schritt für Schritt ausprobieren, wie es ist, mit einer Situation anders umzugehen als bisher, und man kann auch jene Situationen, die man als problematisch empfindet und deshalb bisher entweder ganz vermieden oder möglichst schnell hinter sich gebracht hat, mit Ruhe und Aufmerksamkeit betrachten, um besser zu verstehen, was es mit ihnen eigentlich auf sich hat.

Gestalttherapeutinnen begreifen ihre Arbeitsweise als experimentell – »Probieren geht über Studieren« – und an der direkten Erfahrung orientiert. Das Grundprinzip dabei ist, dass sie mit ihren Klientinnen nicht nur über deren Erlebnisse und Erfahrungen nachdenken, sondern sie ermutigen und praktisch dabei unterstützen, sich auch ganz *unmittelbar* und *sinnlich spürbar* mit ihnen auseinanderzusetzen. (Sie erinnern sich: Es ging um ein erotisches Verhältnis zur Welt.) Schließlich ist es ja gerade ihr unmittelbares Erleben, das Menschen gerne ändern möchten, wenn es für sie problematisch und unbefriedigend ist. Aber wie ist das konkret möglich? Durch Fokussierung der Aufmerksamkeit, durch Ausprobieren und durch Offenheit für die sich daraus entwickelnde Erfahrung.

> »Gestalttherapie ist ein existentieller, erfahrungszentrierter und experimenteller Ansatz, der seine Bedeutung von dem erhält, was ist, nicht von dem, was sein sollte.«
> (L. Perls 1989, 93)

> *Experientiell* [an der Erfahrung orientiert] ist Gestalttherapie, weil sich der dialogische Erforschungsprozeß auf das unmittelbare Erleben (in Abgrenzung etwa zu abgespaltenem abstrakten Denken) bezieht; *existentiell*, weil immer die Personen in ihrer Lebenssituation und die Auseinandersetzung mit dem jeweiligen Umweltfeld der Inhalt gestalttherapeutischer Arbeit sind …;

> *experimentell* schließlich ist Gestalttherapie, weil sie die Entwicklung des Lebendigen nicht für determinierbar [festzulegen] hält, sondern nur immer wieder etwas Neues versucht werden kann ohne Garantie für den Ausgang dieses Versuchs. (Fuhr 1999, 426 – Hervorhebungen im Original)

Dazu ein Beispiel: Stellen wir uns jemanden vor, der schüchtern und ängstlich ist und darunter leidet. Seine Schüchternheit und Ängstlichkeit zeigen sich in vielfältiger Form: Er nimmt selten mit seinem Gegenüber Blickkontakt auf, und wenn, dann meist nur flüchtig. Seine Stimme ist leise, und er spricht möglichst nur kurz. Wenn er mit Anderen zusammen ist, sagt er nicht, was er will, sondern orientiert sich stark an den (vermeintlichen) Interessen und Wünschen der Anderen. Sein Atem ist relativ flach, und die Durchblutung seines Gesichts ist eher schwach, so dass er meist recht blass aussieht – wenn er nicht gerade errötet, weil er sich ungewollt und überraschend der Aufmerksamkeit Anderer ausgesetzt sieht.

Von all dem ist ihm aber vielleicht nur ein Teil bewusst. Er spürt zwar irgendwie seine Unsicherheit, aber was das z.B. mit seiner Art zu tun hat, Blickkontakt zu vermeiden oder zu atmen, ist ihm nicht so genau klar. Seine Gestalttherapeutin ist allerdings darin geübt, so etwas zu bemerken, und zu gegebener Zeit weist sie ihn darauf hin. Er sieht sie kurz direkt an, wendet dann aber seinen Blick gleich wieder ab – und erfährt dabei zum ersten Mal deutlich, wie unangenehm es ihm ist, anderen Menschen (und auch seiner Therapeutin) in die Augen zu schauen. Das könnte die Therapeutin nunmehr zum Anlass nehmen, ihn dazu anzuregen, einmal mit genau diesem Aspekt seiner Schüchternheit zu experimentieren. Vielleicht schlägt sie ihm vor, langsam und aufmerksam Blickkontakt aufzunehmen und zugleich sorgfältig darauf zu achten, was dabei in ihm vorgeht.

So kann er entdecken, dass ein unangenehmes, peinliches Gefühl in ihm entsteht, dem er aus dem Weg zu gehen versucht, indem er seinen Blick schnell wieder senkt. Die Therapeutin ermutigt ihn, weiter zu experimentieren und den Blickkontakt einmal etwas länger aufrechtzuerhalten, um herausfinden zu können, was es mit dieser Peinlichkeit auf sich hat. Der Klient schaut ihr wieder in die Augen; dieses Mal traut er sich etwas länger als beim ersten Mal, und das peinliche Gefühl wächst sich zu einer Scham aus, von deren Vorhandensein er bisher nur eine vage Ahnung hatte. Mit Hilfe der Therapeutin gelingt es ihm beim weiteren Experimentieren, sich so lange auf die Scham zu konzentrieren,[27] bis ihm bewusst wird, wie unzulänglich und minderwertig er sich im Vergleich zu anderen Menschen fühlt. Vielleicht erinnert er sich dabei an Erfahrungen, in denen er sich von Anderen bloßgestellt, abgewertet und beschämt gefühlt hat.

Mit Unterstützung durch die Therapeutin betrachtet der Klient sein Erleben zunehmend genauer und umfassender – sozusagen wie der eingangs erwähnte Urlauber die unbekannte Frucht ›von allen Seiten‹ – und beginnt dabei, sich zunehmend besser zu verstehen. Und er begreift, dass seine Schüchternheit für ihn einst eine nützliche Verhaltensweise darstellte, mit der er weitere schmerzliche Beschämungen umgehen konnte, weil er sich dadurch mehr oder weniger ›unsichtbar‹ machte. Das mit der Zeit automatisch gewordene Abwenden des Blicks war (neben den anderen erwähnten Verhaltensweisen) eine »kreative Anpassung« an seine damalige Lebenssituation. Aber wie ihm im Dialog mit der Therapeutin jetzt klar wird, ist diese Anpassung seinen heutigen Lebensbedingungen nicht mehr oder nur noch teilweise angemessen – und auch nicht mehr kreativ! –, und es würde ihm besser tun, nicht mehr automatisch den Blick von seinem jeweiligen Gegenüber abzuwenden,

> »All die sogenannten Widerstände wurden ursprünglich als Stütze für etwas in einer bestimmten Situation erworben, gewöhnlich in einer frühen Situation. Und wenn es zu jener Zeit nützlich war, tendiert es dazu, automatisch zu werden, man verläßt sich darauf, und was automatisch ist, entgeht unserer Bewußtheit. ... Und was wir in der Gestalttherapie tun, ist, das fixierte Verhalten, die fixierten Muskelspannungen, die fixierten Ideen, Prinzipien und Ideale zu entautomatisieren.«
> (L. Perls 1989, 131)

27 Zur Bedeutung und Funktion der Konzentration in der Gestalttherapie hatte ich oben schon einiges gesagt.

sondern zunächst einmal genau hinzusehen, um erkennen zu können, ob in dessen Augen nicht vielleicht Achtung, Wohlwollen oder Zuneigung liegen.

Diese Entdeckung gibt ihm Kraft, das Experiment mit seiner Therapeutin wieder aufzunehmen, länger in ihre Augen zu schauen, darin ihre Sympathie zu erkennen und zu erleben, wie sich nach einem vorübergehenden Aufkommen der noch gewohnten Scham ein neues Gefühl in ihm breit macht. Er kann spüren, wie gut es ihm tut, mit seinem Gegenüber in Kontakt zu treten und sich gesehen zu fühlen. Er ist berührt und nimmt die Anregung seiner Therapeutin auf, in der kommenden Woche auch in seinem Alltag auszuprobieren, wie es sich anfühlt, den Menschen in die Augen zu sehen, mit denen er zu tun hat. Er wird das während der Therapiestunde begonnene Experiment außerhalb der Therapie fortsetzen[28] und weitere neue Erfahrungen sammeln, über die er dann in der nächsten Therapiestunde mit seiner Therapeutin sprechen kann.

Daraus werden sich dann Ideen für das weitere Vorgehen ergeben. Vielleicht wird es in einer der folgenden Stunden um seinen flachen Atem gehen oder darum, wie er darauf gekommen ist, aus den für ihn beschämenden früheren Erfahrungen den Schluss zu ziehen, er sei als Person wertlos und habe anderen Menschen nichts zu geben. So wird ihm die sorgfältige Betrachtung der verschiedenen Aspekte seines Erlebens schrittweise ein klareres und umfassenderes Bild von sich selbst vermitteln und sich gerade dadurch allmählich verändern und ihm neue Verhaltensmöglichkeiten eröffnen.

Dabei gehen Ausprobieren und aufmerksame Zuwendung, Erleben und Reflektieren zwar Hand in Hand, sie folgen hinsichtlich ihrer Prioritäten allerdings im Prinzip der genannten Reihenfolge. Gestalttherapeutinnen achten immer darauf, dass alles Nachdenken und Reflektieren über das Verhalten und Erleben ihrer Klientinnen auf dem Boden der aktuellen Erfahrung bleibt und nicht in irgendwelche abstrakten intellektuellen Höhen abhebt. Das hat einerseits

28 Wir nennen das manchmal salopp »Hausaufgaben machen«. Aber es gibt einen wichtigen Unterschied zu Hausaufgaben in der Schule: Wer sie nicht macht, wird nicht gerügt oder bestraft, sondern weckt das Interesse der Therapeutin daran, wie es dazu kam.

mit dem ganzheitlichen Menschenbild zu tun und beruht andererseits auf der Erfahrung, dass die Mehrzahl der Klientinnen sich schon viele Gedanken über ihre Probleme gemacht haben, bevor sie in Therapie kamen. Dabei haben sie allerdings oft erlebt, wie begrenzt die Wirkung des reinen Reflektierens ist; gerade darum haben sie ja nach Hilfe gesucht, die einen anderen Weg einschlägt und einen neuen Zugang findet. Gestalttherapeutische Hilfe besteht darum zu einem wichtigen Teil in der Anregung zum Experimentieren und der Unterstützung beim Erleben.

Dabei wenden Gestalttherapeutinnen vielerlei Mittel an, wenn sie dazu geeignet sind, ihren Klientinnen neue Erfahrungen zu ermöglichen. Natürlich müssen diese Mittel auch ethischen Vorstellungen entsprechen, d.h. die Würde der Klientinnen respektieren und primär ihrem Wohl und ihrer Entwicklung dienen. Wenn Gestalttherapeutinnen von der ethischen Vertretbarkeit einer Vorgehensweise nicht ganz überzeugt sind, verzichten sie lieber darauf, sie anzuwenden, auch wenn sie damit vielleicht eine Möglichkeit, den Fortschritt ihrer Klientinnen zu fördern, aus der Hand geben. Dasselbe gilt, wenn eine Klientin einmal einen Vorschlag der Therapeutin ablehnt; sie wird das aufgrund ihres Verständnisses von der therapeutischen Beziehung selbstverständlich akzeptieren. Aber dergleichen ist auch nicht wirklich ein Problem, denn es stehen in aller Regel mehrere Möglichkeiten zur Wahl, und wenn ein Weg aus irgendwelchen Gründen nicht gangbar ist, kann man immer einen anderen ausprobieren. Viele Wege führen nach Rom.

Dabei gibt es praktisch so viele Möglichkeiten, wie es die Kreativität der Beteiligten zulässt; die erwähnten Experimente mit dem Blickkontakt oder der Atmung sind nur zwei davon. Mit einer anderen Klientin oder bei der Arbeit an einem anderen Thema schlägt die Therapeutin ihr vielleicht vor, mit Körperbewegungen zu experimentieren oder herauszufinden, was in ihr passiert, wenn sie eine für sie typische Aussage (z.B. »das ist mir egal«) einmal klar und deutlich, vielleicht sogar laut ausspricht. Eine Gestalttherapeutin, die sich auf die Verwendung so genannter »kreativer Medien« spezialisiert hat, könnte wiederum zu ganz anderen Mitteln greifen und z.B. ihrer Klientin vorschlagen, ihre Empfindungen mit Hilfe von Musikinstrumenten, durch das Malen eines Bildes oder das Formen einer

Figur aus Ton zum Ausdruck zu bringen, um auf diese Weise mehr Klarheit über sie zu gewinnen.[29]

Eine andere Klientin hat möglicherweise Schwierigkeiten, Entscheidungen zu treffen und neigt dazu, endlos zwischen den sich für sie bietenden Alternativen hin und her zu schwanken. Möglicherweise regt die Therapeutin sie dazu an, die beiden einander widersprechenden Seiten einmal nicht nur in ihrem Kopf streiten zu lassen, sondern sie stattdessen in Form einer nach außen gebrachten Auseinandersetzung zu ›inszenieren‹. Beide Seiten lassen sich z.B. jeweils einem bestimmten Ort im Zimmer zuordnen (z.B. zwei Stühlen), und die Klientin kann dann abwechselnd jeweils den einen und den anderen Platz einnehmen, sich dabei vorübergehend mit derjenigen Seite ganz identifizieren, die gerade am Zuge ist, und dabei die eine und die andere Seite hörbar zur jeweils anderen sprechen lassen. So kann eine Art lautes Selbstgespräch entstehen, bei dem die Klientin – ähnlich einer Schauspielerin – abwechselnd zwei Rollen einnimmt, allerdings mit dem Unterschied, dass es sich um ein Drehbuch handelt, das sie *selbst* schreibt und das ihr hilft zu entdecken, wie sie sich blockiert und wie sie diese Blockierung überwinden kann.[30]

> »Der Modus des Dialogs kann Tanz, Gesang, Sprache oder jede Modalität sein, die die Energie zwischen den Beteiligten zum Ausdruck und in Bewegung bringt.« (Yontef & Simkin 1989, 326)

Wie in diesem Fall dient das gestalttherapeutische Vorgehen generell dazu, die Aufmerksamkeit der Klientinnen in Richtungen zu lenken, die die Ganzheitlichkeit ihres Erlebens fördern und so ihrem Weiterkommen dienen, ihnen zu einem erweiterten Verständnis ihrer Probleme zu verhelfen sowie ihnen durch neue Erfahrungen Perspektiven für eine befriedigendere Zukunft zu eröffnen.

---

29 Weil Gestalttherapeutinnen bisweilen auch mit solchen Medien arbeiten, werden sie manchmal mit *Gestaltungs*therapeutinnen verwechselt, was natürlich auch mit der Ähnlichkeit der Wörter zusammenhängt. Es handelt sich aber um ganz unterschiedliche Berufe.

30 Dies ist ein Beispiel für die Arbeit mit dem so genannten »leeren Stuhl« (vgl. Staemmler 1995), durch den die Gestalttherapie mancherorts Bekanntheit erlangt hat.

Ergänzende Literatur zur Vorgehensweise in der Gestalttherapie

Nitsch-Berg, H., & Kühn, H. (2000). *Kreative Medien und die Suche nach Identität – Methoden Integrativer Therapie und Gestaltpädagogik für psychosoziale Praxisfelder* (2 Bände). Köln: Edition Humanistische Psychologie.

Perls, F.S., & Levitsky, A. (1980). Regeln und Spiele der Gestalttherapie. In F.S. Perls, *Gestalt, Wachstum, Integration – Aufsätze, Vorträge, Therapiesitzungen* (H.G. Petzold, Hg.) (S. 193-204). Paderborn: Junfermann.

Spagnuolo Lobb, M., & Amendt-Lyon, N. (Hg.) (2006). *Die Kunst der Gestalttherapie – Eine schöpferische Wechselbeziehung.* Wien & New York: Springer.

Staemmler, F.-M. (1995). *Der ›leere Stuhl‹ – Ein Beitrag zur Technik der Gestalttherapie.* München: Pfeiffer.

Staemmler, F.-M. (1999). Der Geist der Gestalttherapie in Aktion – Methoden und Techniken. In R. Fuhr, M. Sreckovic & M. Gremmler-Fuhr (Hg.), *Handbuch der Gestalttherapie* (S. 439-460). Göttingen: Hogrefe.

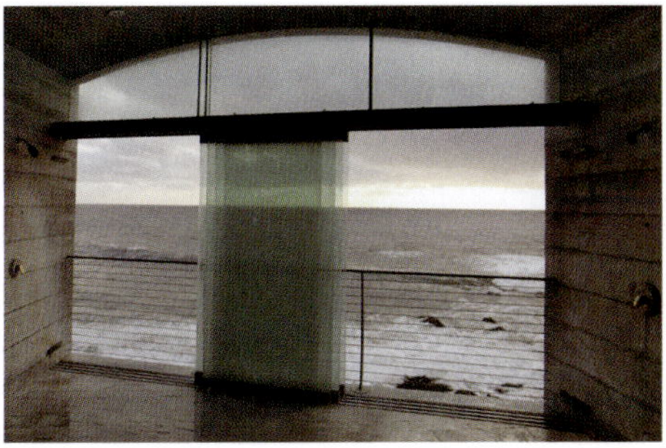

9. Wie verläuft eine gestalttherapeutische Sitzung konkret?

In diesem Kapitel möchte ich Ihnen mit Hilfe einiger Ausschnitte aus gestalttherapeutischen Sitzungen einen möglichst konkreten Eindruck von der gestalttherapeutischen Arbeit vermitteln – so konkret das in Schriftform eben möglich ist. Etwas Wesentliches geht dabei natürlich immer zu einem gewissen Teil verloren: das Nonverbale und Atmosphärische. Vielleicht können Sie aber mit Hilfe Ihrer Phantasie und Ihres Einfühlungsvermögens etwas davon ergänzen.

Die folgenden Ausschnitte zeigen drei verschiedene Therapeuten und Klienten bei der Arbeit, und natürlich geht es dabei jeweils um unterschiedliche Themen. Diese Ausschnitte sind zwar nur Fragmente, aber sie haben den Vorteil, dass sie Ihnen nicht nur einen Eindruck davon vermitteln können, wie gestalttherapeutische Arbeit aussieht, sondern auch davon, wie unterschiedliche Formen sie bei verschiedenen Therapeuten (und Klienten) annehmen kann; ich erinnere an die eingangs erwähnte ›Familienähnlichkeit‹. In manchen Stunden steht die Beziehungsdimension mehr im Vordergrund, in anderen geht es eher ums konkrete Experimentieren, bei wieder anderen liegt der Schwerpunkt darauf, das ganzheitliche Erleben des Klienten zu unterstützen und dadurch den Veränderungsprozess zu fördern. Der jeweilige Schwerpunkt des Vorgehens kann aber auch bei demselben Therapeuten variieren, je nachdem, mit welchem Klienten er arbeitet.

1 Theoretisch
2 Körperlich – Stimme
3 Atem / Hier und Jetzt
& Herz

Erster Ausschnitt: Hilfe in einer aktuellen Krise[31]

Die Klientin, Danene, ist Mitte dreißig, verheiratet, und hat zwei kleine Kinder. Sie befindet sich mitten in einer dramatischen Lebenssituation: Sie hat vor Kurzem ihren leiblichen Vater zum ersten Mal getroffen. Sie versucht, einen Weg zu finden, ihm einen Platz in ihrem Leben zu geben, obwohl ihre Mutter und ihr Adoptivvater sich dem zu widersetzen scheinen.

Danene (13:30): Es war ziemlich traumatisch für mich, als ich herausfand, dass ich adoptiert worden war ... Ich war ungefähr acht Jahre alt. Mein Bruder und ich spielten mit Nachbarskindern, und es stellte sich heraus, dass sie wussten, dass wir adoptiert waren. Als wir unsere Eltern darauf ansprachen, wollten sie wissen, wie wir es herausgefunden hatten. Wir fragten überrascht: »*Was* sollen wir herausgefunden haben?« Wir dachten: »Um Gottes Willen, was haben wir bloß falsch gemacht?« Also ich, als Achtjährige, dachte, ich würde bestraft, wenn ich sagte, ich sei adoptiert. Und ich erinnere mich, dass ich weinte und gar nicht wieder aufhören konnte. Meine Mutter fragte immer wieder: »Was ist denn los? Was denn los mit dir?« – Von dem Tag an dachte ich, adoptiert zu sein wäre etwas Schlimmes, etwas, wofür man bestraft gehört.

Gordon: Ja, oder ein lange gehütetes Geheimnis, für das man sich schämen muss?

Danene (15:15): Ja, und danach wollte meine Mutter nie über meinen leiblichen Vater reden. Und wenn sie mal über ihn sprach, war es nicht gerade positiv. Und selbst heute, wenn wir allein miteinander sprechen und ich ihn erwähne, fühle ich mich, als wäre das nicht in Ordnung, als wäre er ein schlechter Mensch.

Gordon: Und wie geht es Ihnen damit?

Danene (15:40): Nun, es fühlt sich so an, als müsste ich meine Mutter beschützen und für sie sorgen. Als dürfte ich die Bezie-

31 Wheeler (2004, 13. – 24. Minute) – Die Zeitangaben sollen es Ihnen ermöglichen, einen Eindruck von dem Rhythmus des Gesprächs zu bekommen.

hung zu meinem leiblichen Vater – er heißt Jim – nicht haben, weil er meine Mutter so schlecht behandelt hat. Aber ich habe gar nicht das Gefühl, dass er *mich* schlecht behandelt hat. Als ich ihn traf, war er fröhlich und freundlich zu mir. – Nach der Trennung von ihm zog meine Mutter mit uns damals zu ihren Eltern, und mein Großvater war der wundervollste, liebevollste Mann, den man sich vorstellen kann. Ich bewunderte ihn einfach. – Ich war drei Jahre alt, als sie meinen Adoptivvater heiratete. Ich habe mich zwar viel an ihm gerieben und mit ihm gestritten; aber er ist ein guter Kerl und hat sehr gut für uns gesorgt. Er ist ein sehr aufrechter Mensch. – Von daher war Jim unwichtig, er war für mich irgendein Mensch da draußen, mit dem ich nur eine vage Verbindung hatte. Und jetzt habe ich ihn getroffen und finde ihn nett und liebenswürdig. Mir ist schon klar, dass er gern den Mund etwas voll nimmt und nicht der beständige, zuverlässige Typ ist. Für mich ist das kein Problem. Aber ich kriege mit, dass meine Mutter sich bedroht fühlt. Und dann frage ich mich, warum sie nicht dieses eine Mal begreifen kann, dass es hier um mich geht und nicht um sie.

Gordon: Können Sie das noch einmal sagen? Das scheint mir eine sehr wichtige Aussage zu sein und auch eine heikle.

Danene (17:00): Ja, warum kann sie nicht ein einziges Mal begreifen, dass es um *mich* geht und *nicht* um sie!

Gordon: Machen Sie mal weiter: Was würden Sie ihr dazu sagen wollen?

Danene (17:15): Ich würde ihr sagen ...: Jim ist für mich ein lieber Kerl. Er füllt eine Lücke in meinem Herzen, von der ich noch nicht einmal wusste, dass sie existiert. Und, bei Gott, er ist lustig, er bringt mich zum Lachen. Ich suche gar nicht nach einer tiefen ... nicht nach einer bedeutsamen Beziehung – nein, ich suche nicht nach einer *Vater*beziehung, aber ich denke, ich wäre mit ihm gerne befreundet.

Gordon: Ich hoffe, das ist OK für Sie, wenn ich das sage, aber für mich klingt das jetzt so, als würden Sie wieder ihre Mutter beschwichtigen.

Danene (17:15): Ja, möglicherweise beschütze ich sie wieder ...

Gordon: Ja, klar, und das ist ja auch sehr freundlich von Ihnen. Aber was ist jetzt mit dem Teil von Ihnen passiert, der sagen wollte:

»Hey, hier geht es eigentlich um *mich* und nicht um dich!«?

Danene (18:00): Ja, ich glaube, das ist mein Problem, dass ich immer wieder das Gefühl habe, ich müsste sie und ihre Gefühle beschützen.

Gordon: Was würden Sie sagen, wenn Sie ihr genau *das* sagen würden? – Stellen Sie sich mal vor, ich wäre Ihre Mutter und sie wollten es mir sagen.

Danene (18:20): Ich weiß nicht, ob ich ihr das sagen könnte.

Gordon: Nun, vielleicht können Sie es ja hier mal ausprobieren, während Sie hier an einem sicheren Ort sind? Ich bin ja nicht wirklich Ihre Mutter. Aber wenn ich sie wäre, was wäre Ihnen wichtig, mich wissen zu lassen? Was habe ich von Ihnen nicht verstanden?

Danene (18:40): Auch wenn Jim *dir* weh getan hat, *mir* hat er *nicht* weh getan. Und jetzt, wo ich ihn getroffen habe, möchte ich ihn kennenlernen. Und ich will, dass meine Kinder ihn kennenlernen. Und wenn sie ihn »Großvater« nennen wollen, möchte ich, dass sie die Möglichkeit bekommen, einen weiteren Großvater zu haben. Nicht weil ich Dich verletzen will, sondern weil es mir wichtig ist.

Gordon: Das klingt eindeutig. Was passiert denn, wenn Sie das sagen? Wie fühlen Sie sich dabei?

Danene (19:15): Totale Panik!

Gordon: Nehmen Sie sich mal etwas mehr Luft zum Atmen, ich schnaufe auch mal durch.
(*beide atmen ein paarmal tief durch*)

Gordon: So, welches Gefühl entsteht denn jetzt?

Danene (19:30): Ich spüre jetzt eine Art von Erleichterung darüber, dass ich es mal zum Ausdruck gebracht habe. – Und es wäre schön, wenn ich nicht immer alles rechtfertigen müsste, was ich tue. Ich rechtfertige mich schon seit Ewigkeiten.

Gordon: Was jetzt in mir entsteht – ich will Ihnen das nicht überstülpen, es ist möglicherweise etwas Persönliches von mir – etwa so: »Warum kann das nicht etwas sein, was nur mit *meinen* Bedürfnissen zu tun hat? Es geht gar nicht um Euch. Versucht doch mal für einen Moment, meine Perspektive einzunehmen!« – Passt das für Sie?

Danene (20:15): Oh, ja.

Gordon: Das ist so etwas wie ein Ausruf, den ich in mir hochkommen spüre. – Das sind sehr viele Jahre, in denen die Leute nicht Ihre Perspektive eingenommen haben – sicher mit guten Absichten und in dem Bemühen, das Bestmögliche zu tun, das ist mir klar: Ich bin ein Vater, ich kenne mich da aus, und ich respektiere das alles. Aber das befriedigt nicht immer jedes Bedürfnis.

Danene (20:45): Ja, und selbst als ich ihr erzählte, dass ich Jim getroffen hatte, war ihre erste Reaktion: »Erzähl' das bloß nicht deinem Vater!« Nicht etwa: »Wie war das denn für dich?« Sondern: »Das sagst du deinem Vater aber besser nicht!« Ich glaube, das war wieder dieselbe Sache, denn eigentlich ging es ja um mich ... Ich habe gut dreißig Jahre gewartet, und nur weil mein Vater ein schlechtes Jahr gehabt hat, soll ich jetzt weiter warten. – Mein ganzes Leben lang hat mein Vater niemals den Namen meines leiblichen Vaters erwähnt, kein einziges Mal. Das ist doch irgendwie komisch. Ich weiß zwar auch nicht genau, was ich von ihm stattdessen erwartet hätte, aber ...

Gordon: In mir entsteht so ein Bild von einer Liste von Leuten, die immer länger wird – und Ihr leiblicher Vater steht da jetzt vielleicht auch noch drauf – eine Liste von Leuten, um die Sie sich zu kümmern haben, und irgendwo ganz da unten sehe ich dann, glaube ich, Danene.

Danene (22:10): Ich hatte gerade eine wichtige Einsicht!

Gordon: Was denn?

Danene (22:20) (*mit Tränen in den Augen*): Ich habe mein ganzes Leben einen Teil dessen verleugnen müssen, wer ich bin. Und anscheinend soll ich das immer weiter so machen. Ich musste immer so tun, als ob mein leiblicher Vater nicht existierte, und dadurch habe ich immer so getan, als ob ein Teil von *mir* nicht existierte. Und das ist vielleicht der Teil von mir, für den ich nicht sorgen kann, um den ich mich nicht kümmere.

Gordon: Hm ... Was passiert jetzt in Ihnen?

Danene (22:50): Ich weiß nicht genau ... Ich glaube ich bin traurig darüber, dass ich so viele Jahre lang davor die Augen zugemacht habe und gar nicht wusste, welcher Teil von mir das eigentlich ist.

Gordon. Es ist so schwierig für Kinder, und auch für uns Erwachsene, wenn die Dinge nicht beim Namen genannt werden.

Danene (23:15): Genau. Aber jetzt kann ich meinen Finger drauflegen und sagen: Ja, *das* ist es, was wehtut!

Gordon: Es ist so, als ob eine Hälfte von Ihnen hier wäre und das Recht hätte zu existieren, und die andere Hälfte nicht. – Stimmt das so für Sie?

Danene (23:15) (*nickt zustimmend unter Tränen*) Ja.

Gordon: Na dann ein herzliches Willkommen an Sie beide!

Danene (23:45): Danke ... Ja, ich habe das Gefühl, dass ich überwiegend weiß, wer ich bin, was ich tue, wer ich sein will. Und doch ist da immer dieser kleine Teil von mir im Hintergrund, den ich nie wirklich gekannt habe ...

Gordon: Was denken Sie jetzt?

Danene (24:15): Ich dachte gerade, es wäre sicher schön, diesen Teil von mir kennenzulernen.

Zweiter Ausschnitt: ein Experiment im Rahmen einer Gruppensitzung[32]

Sadie ist 35 Jahre alt. Sie lebt allein. ... Sie ist schüchtern, wenn sie mit anderen Menschen zusammen ist. Vor Jahren, es war in ihrer Collegezeit, hat sie einen jungen Mann geliebt, aber die Beziehung endete, als er anfing, sich mit einer von Sadies Freundinnen zu treffen. Sie war verzweifelt und gab sich die Schuld am Mißlingen der Beziehung. ...

Während ich mit Sadie in der Gruppe spreche, fange ich an, mir eine Reihe von Experimenten zu überlegen, die für das Erforschen ihres sozial-sexuellen Verhaltens von Nutzen sein können. Ich denke an die einfache Handlung, durch den Raum zu gehen und im Gehen seine Sinnlichkeit zu spüren. ... Sadie sieht steif und hölzern aus, wenn sie in das Zimmer geht. Ich denke, daß es schön wäre, sie von ihren Worten wegzubringen und in eine konkrete Handlung hineinzuführen.

32 In diesem Ausschnitt gewährt Zinker (1982, 136f.) seinen Lesern einen interessanten Einblick in seine eigenen Überlegungen während der Arbeit (vgl. »In meinem Kopf«).

Joseph: Sadie, wie wäre es für dich, durch den Raum zu gehen, als wenn du dich wirklich sinnlich fühlen würdest?

Sadie: Davor habe ich Angst. Das möchte ich nicht tun. Ich merke, daß meine Stimme schon etwas zittert, wo ich dir das nur sage.

(*In meinem Kopf*) Junge, mit diesem Vorschlag bin ich wirklich zu weit gegangen. Sie scheint sich mit ihrer Stimme wohler zu fühlen und damit mehr in Kontakt zu sein.

Joseph: Was für ein Gefühl hast du jetzt in bezug auf deine Stimme?

Sadie: Sie ist irgendwie höher und nervös. (Schweigen) Als Kind habe ich viel gesungen. Gewöhnlich mag ich meine Stimme.

(*In meinem Kopf*) Ich werde mit ihrer Stimme anfangen und mit der Arbeit später an ihre sexuellen Gefühle herangehen.

Joseph: Wäre es für dich angenehmer, mit deiner Stimme zu experimentieren?

Sadie: Ich glaube.

Joseph: Gut. Wie wäre es, wenn du mir sagst, was du jetzt in deiner Stimme fühlst.

(*In meinem Kopf*) Ich werde genau da ansetzen, wo sie jetzt ist.

Sadie: Sie ist jetzt etwas weniger nervös. Es scheint, als würde meine Stimme etwas tiefer werden, wo ich jetzt mit dir spreche.

Joseph: Sie klingt jetzt ganz anders, beinahe etwas rauh.

Gruppenteilnehmer: Sadie, du wirst ganz rot am Hals, während du mit Joseph redest. Und die Farbe in deinem Gesicht steht dir auch gut.

Sadie: Wirklich?

Joseph: Sadie, bist du dir deines Gesichts bewußt?

Sadie: (Zur Gruppe) Ich bin verlegen und aufgeregt zur gleichen Zeit.

Joseph: Jetzt erlebe ich die Sinnlichkeit in deiner Stimme.

Sadie: Ja, ich merke das ein bißchen.

Joseph: Kannst du weiter zu uns reden mit diesem sinnlichen Klang in deiner Stimme?

Sadie: Ja. natürlich. (Nach einer Pause wendet sie sich einem anderen Mitglied der Gruppe zu.) Weißt du, John, ich habe schon immer gedacht. daß du gut aussiehst. (Alle lachen. Der Raum ist voller Erregung.)

Dritter Ausschnitt: die Bearbeitung einer problematischen Erfahrung[33]

Die folgende Sitzung fand ebenfalls im Rahmen einer Gruppe statt. Die Klientin ist im fünften Monat schwanger. Sie war ca. ein Jahr zuvor bereits schwanger gewesen, hatte ihr Kind jedoch nach drei Schwangerschaftsmonaten verloren.

Gabi (00:00): *(spricht mit bewegter Gestik)* Mir ging's heute nacht nicht so gut. Ich bin nachts um drei wach geworden und hatte plötzlich den Gedanken, den ich schon kenne, dass mein Kind tot sein könnte. Ich hatte dann ziemliche Angst und habe mich auch sehr allein gefühlt in meinem Zimmer. Ich hab' 'ne ganze Weile gebraucht, um einfach wieder so ... um überhaupt ein Gefühl zu mir zu kriegen, also was nicht nur von völliger Angst oder Panik beherrscht ist. ... Also da ist wirklich 'ne ganz große Angst in mir, das nochmal zu erleben. Ich hab' am Anfang schon so versucht, das damit zu bewältigen, indem ich eben so Abstand gehalten hab'. (*Sie hält ihre Hände übereinander mit den Handflächen nach unten und bewegt sie in der Vertikalen auseinander bis die eine in Kinnhöhe und die andere auf Höhe ihres Bauchs angelangt ist.*) Das hat mir dann aber auch nicht so gefallen, weil ich das Gefühl hab', ich nehm' mir auch was, wenn ich meine Freude nicht zeige.

Frank (04:00): Hm, ja ... Du hast, glaube ich, gerade eine deiner Bewältigungsstrategien beschrieben unter dem Stichwort »Abstand halten«. Hast du mitgekriegt, was du für eine Geste dabei gemacht hast, als du das gesagt hast?: »Abstand halten« (*macht die Bewegung mit den beiden Händen langsam und deutlich nach*) ...

Gabi: (*lacht kurz auf*) Nee, hab' ich nicht mitgekriegt ...

Frank (04:45): Hast du denn dein Kind schon direkt begrüßt?

Gabi: (*lacht leise auf*) Ja. Das war so was, da erinnere ich mich auch immer wieder dran ... Em, also ich hab' so ganz deutlich gespürt, als die ersten drei Monate 'rum waren, dass ich das [Abstand halten] oft so mache. Und dann habe ich eine Therapiestunde

---

33 Gekürzt und zum besseren Verständnis geringfügig überarbeitet aus Staemmler & Bock (1998, 4ff.).

gehabt, wo es mir ein ganz starkes Bedürfnis war, das nicht so zu tun (*undeutliche Stimme*), sondern mich drauf einzulassen (*lacht kurz und schnell auf*). Dann hat meine Therapeutin mir gesagt, ich sollte doch mal den Namen sagen von dem Kind, falls wir schon einen haben, und wir haben schon einen, oder vielmehr zwei, falls es ein Junge oder ein Mädchen wird. Und eh, also da hab' ich unheimlich mit mir gekämpft, aber ... es ging dann. Ich hab' dann wahnsinnig geheult, aber danach war das dann auch so etwas wie eine Begrüßung. Ich hab dann auch heute nacht versucht, mit dem Kind zu reden und Kontakt aufzunehmen. Aber das ist jetzt schon ein bißchen weiter weg ...

Frank (06:00): (*leise*) Und wie ist es im Moment?

Gabi: (*schaut hinunter auf ihren Bauch*) Auch. (*leise*) Im Moment fällt es mir, glaube ich, sehr schwer, das vor so vielen Leuten zu sagen (*sieht sich kurz und scheu in der Gruppe um*). Also, obwohl ich euch alle kenne, aber es ist irgendwie schon so, dass ich dann noch mehr Abstand dazu brauche (*fängt leise an zu weinen*). Mir fällt das so schwer ... (*entschieden:*) Ich mag das eigentlich nicht so mit dem Abstand da, aber ... (*atmet laut aus*) Es ist einfach etwas, wobei ich mich auch ganz unsicher fühle.

Frank (08:00): (*leise*) Magst du nochmal auf deinen Bauch schauen und das mal zu deinem Kind sagen? Vielleicht so: »Ich mag das eigentlich nicht so mit dem Abstand zu dir.«

Gabi: Oh, ... (*Stimme wird höher und brüchiger*) Eh, ich komme mir irgendwie ... so verloren vor (*gestikuliert schnell mit den Händen vor dem Gesicht*). Also ... (*stöhnt leise und schluchzt auf*), es fällt mir gerade schwer, hier zu sein.

Frank (09:30) (*kleine Pause; Frank streckt ihr eine Hand entgegen*)

Gabi: (*nimmt sie mit ihrer Hand, atmet auf*) Das wollte ich gerade sagen ... Ich hab' im Moment gerade das Gefühl, dass ich einfach gern hätte, dass mich jemand berührt ... (*schluchzt mehrmals auf, kleine Pause*)

Frank (10:30): Und wie fühlt es sich jetzt an, meine Hand zu spüren?

Gabi: Fühlt sich gut an (*lacht dabei etwas, räuspert sich*). Eh, ich habe den Wunsch, etwas näher zu dir zu kommen ... und mich dann mal umzugucken.

Frank (11:00): (*nickt zustimmend, Gabi rückt seitwärts an ihn heran, er legt seinen Arm um ihre Schultern, sie lachen einander an*)

Gabi: Huch, da muß ich mich erst mal dran gewöhnen. (*Lachen in der Gruppe*)

Frank (11:45): Ich auch. (*erneutes Gelächter; Frank schaut Gabi längere Zeit an.*)

Gabi: Eh, irgendwie fühlt sich das gut an. Ich überleg' gerade, ob ich das darf (*lacht*).

Frank (12:45): Ob du das *darfst*?

Gabi: (*lachend*) Ja.

Frank (13:00): (*lächelnd*) Wen musst du denn da um Erlaubnis fragen?

Gabi: (*gluckst*) Eigentlich niemanden ...

Frank (13:15): Du wolltest näher bei mir sein, und dann wollest du dich hier in der Gruppe umschauen.

Gabi: (*leise, sehr brüchige Stimme*) Ja, weil ich so das Gefühl hatte, dass ich nicht so richtig in der Gruppe sein kann oder dass ich euch nicht so richtig wahrnehmen kann, nur so als Masse und ... (*schaut sich in der Gruppe um und verweilt dabei bei einzelnen Gesichtern etwas länger; nimmt dann wieder Blickkontakt mit Frank auf*)

Frank (14:15): (*leise*) Ist er immer noch da, der Abstand zu deinem Kind?

Gabi: Ja ... Also ich merk', dass ich es gerne sagen möchte, aber das ist auch etwas, ja das ist was ziemlich Persönliches. (*Frank*: Hm.) ... Aber im Moment ist es so, dass es o.k. ist, das hier so zu sagen. So, meine innere, ja meine innere Schwelle ...

Frank (15:00): Also was spricht in dir im Moment dagegen?

Gabi: (*leise, wie gehaucht*) Mein Herz ist auf einmal so (*unverständlich*) ...

Frank (15:30): Kannst du das zu deinem Kind sagen?

Gabi: (*Pause; dann mit leiser Stimme*) Es fällt mir immer noch schwer, deinen Namen zu sagen, ... weil ich einfach so Angst hab', dich zu verlieren ... Ich ... ich merk' einfach, dass ich (*schluchzt auf*) ... dass ich dich schon so lieb gewonnen habe (*Frank*: Hm.) und dass es mir so weh tut ... (*schluchzt mehrmals und atmet heftig über längere Zeit, wird dann ruhiger*)

Frank (17:45): Was geht in dir vor jetzt?

Gabi: (*sehr leise und undeutlich*) Ja ..., ich weiß gar nicht, was im Moment ist ...

Frank (18:00): Was nimmst du denn wahr in dir?

Gabi: (*flüsternd*) Ich kann's nicht beschreiben ...

Frank (18:30): Dann bleib' erst mal bei deiner körperlichen Wahrnehmung. Was spürst du in deinem Körper?

Gabi: (*sehr leise, fast stimmlos*) Ich spür' im Moment nur, dass mein Herz total schnell schlägt.

Frank (19:00): Hm... Magst du mit deiner Aufmerksamkeit mal da hingehen, wo du dein Herz spürst? (*Gabi beginnt nach kurzer Zeit zu schluchzen*) ... Nimm dir gut Luft ...

Gabi: (*atmet im folgenden längere Zeit heftig, dazwischen vereinzeltes Aufschluchzen und Weinen, wirkt dabei emotional sehr bewegt; dann sehr leise*) Nein.

Frank (21:00): (*hält Gabi fest im Arm*) Ja, was ist?

Gabi: Nein! ... Nein! Ich will nicht ...

Frank: Hm, sag's nochmal.

Gabi: Nein, ich will nicht, dass du gehst ...

Frank: Hm.

Gabi: (*schluchzt lauter*) Nein, nein ...

Frank (22:00): Nimm dir viel Luft dafür.

Gabi: (*laut*) Nein, nein!!! ...

Frank (23:45): Was für ein Gefühl kommt, wenn du so »nein« sagst?

Gabi: (*wird ruhiger*) ... Irgendwas ist jetzt besser.

Frank (24:30): Irgendwas hat sich verändert? (*Gabi*: Ja.) Was spürst du denn im Moment?

Gabi: Es war irgendwie 'ne Erleichterung, dass ich das mal ... ja mal ausgedrückt hab'.

Frank (26:00): Hm. Also erleichtert fühlst du dich im Moment?

Gabi: Ja ... Es kommt irgendwie auf einmal so'n Gefühl von Lebendigkeit.

Frank (26:45): Hm, gib dem mal Raum in dir.

Gabi: (*lacht*)

Frank: Du lachst?

Gabi: Weil ich irgendwie ... im Moment kein Bild dazu hab' oder kein Gefühl dazu ...

Frank (28:00): Wozu?

Gabi: Wie ich Lebendigkeit Raum gebe (*lacht vereinzelt weiter*) ... Also ...

Frank (29:00): Wie wär's, du wendest dich innerlich mit dem Gefühl deinem Kind nochmal zu?

Gabi: Ja, das ist, glaub' ich, das, was ich gespürt hab'. Also, Lebendigkeit hatte ich eben verbunden mit diesem Nach-außen-Gehen oder irgendsowas. Aber das passt nicht. Es ist mehr, was ich in mir spüre (*lacht weiter einige Male kurz auf*).

Frank (29:45): Gibt's irgendwas, was du deinem Kind aus diesem Gefühl heraus sagen möchtest?

Gabi: Ja (*räuspert sich*) ... Ja, was ich sagen möchte ... Mir ist das ein bisschen peinlich, aber das ist jetzt egal ... Ja, was ich sagen möchte, ist: Hallo Ricki, ich freu' mich, dass du da bist. (Frank: Ja.) Ja, ich freu' mich wirklich (*jetzt sehr leise und berührt*) Ich freu mich einfach so, dass du da bist und im Moment spür' ich das auch, dass du da bist. (Frank: Hm.) ... *(atmet tief aus, schaut Frank eine Weile an, umarmt ihn dann)* Danke!

Frank (32:00): Gern geschehen.

Ergänzende Literatur zur Illustration gestalttherapeutischer Praxis

Perls, F.S. (1974). *Gestalt-Therapie in Aktion.* Stuttgart: Klett-Cotta.

Perls, F.S. (1976). *Grundlagen der Gestalttherapie – Einführung und Sitzungsprotokolle.* München: Pfeiffer.

Perls, F.S. (1998). *Was ist Gestalttherapie?* Wuppertal: Hammer.

Staemmler, F.-M., Bessel, K., Bocian, B., Dreitzel, H.P., Lumma, K., & Pauls, H. (1997). Gestalt-Kritik in der Praxis – Sechs Gestalttherapeuten diskutieren das Transkript einer Sitzung. *Gestalt-Kritik* 6/2, 25-44.

Staemmler, F.-M., & Bock, W. (1998). Schritt für Schritt, Folge 2 – Drei kommentierte gestalttherapeutische Sitzungen. *Gestalt-Publikationen 25* (Zentrum für Gestalttherapie, Würzburg).

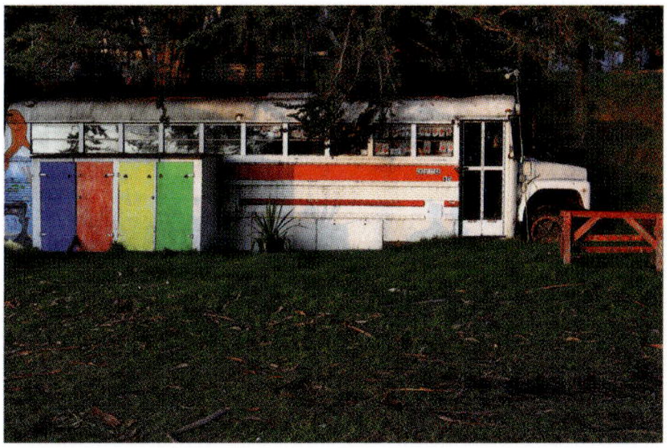

10. Häufig gestellte Fragen

Einige Vorbemerkungen über Psychotherapie, Ausübung der Heilkunde und Gestalttherapie

1. »Psychotherapie« sowie »Psychotherapeut« und »Psychotherapeutin« sind gesetzlich geschützte Begriffe. Wer sich oder seine Tätigkeit so beschreibt, muss berechtigt sein, die Heilkunde auszuüben (zumindest auf dem Gebiet der Psychotherapie). Diese Berechtigung erwirbt man sich als Ärztin oder Psychologin durch eine Approbation; die andere Möglichkeit besteht in der Zulassung als Heilpraktikerin. Liegt sie vor, kann man psychotherapeutisch tätig werden. – Damit ist aber noch nichts über eine eventuelle Kassenzulassung gesagt; die steht auf einem anderen Blatt (vgl. Punkt 3 dieser Vorbemerkungen).

2. Erst wenn diese Berechtigung vorliegt, stellt sich die Frage, nach welcher Methode man arbeitet, z.B. gestalttherapeutisch. Die Begriffe »Gestalttherapie« bzw. »Gestalttherapeutin« oder »Gestalttherapeut« sind allerdings nicht rechtlich geschützt. Es gibt zwar den gestalttherapeutischen Verband, die Deutsche Vereinigung für Gestalttherapie (DVG), der festsetzen kann, nach welchen Kriterien sich *seine Mitglieder* als Gestalttherapeutinnen bezeichnen dürfen. Aber über den Rahmen des eigenen Verbandes hinaus hat die DVG keinerlei Befugnisse. Ob jemand nach seiner gestalttherapeutischen Ausbildung Mitglied der DVG wird

oder nicht, liegt im eigenen Ermessen und sagt daher nicht unbedingt etwas über seine Qualifikation aus. Und: Auch wer nicht zu den Mitgliedern der DVG gehört, kann sich legitimer Weise als Gestalttherapeutin bezeichnen, wenn er über eine entsprechende Ausbildung verfügt.

3. Wer als ärztliche oder psychologische Psychotherapeutin approbiert ist (vgl. Punkt 1 dieser Vorbemerkungen), kann eine Kassenzulassung beantragen, die ihr ermöglicht, ihre psychotherapeutische Arbeit nicht nur privat in Rechnung zu stellen, sondern auch mit den gesetzlichen Krankenkassen abzurechnen. Das gilt allerdings nicht für Heilpraktikerinnen. Und es gilt nur für solche approbierte Psychotherapeutinnen, die sich in bestimmten psychotherapeutischen Methoden qualifiziert haben, nämlich als Verhaltenstherapeutin, tiefenpsychologisch fundierte Psychotherapeutin oder Psychoanalytikerin. Alle anderen Formen der Psychotherapie sind hierzulande aufgrund fragwürdiger Kriterien noch von der Kostenübernahme ausgeschlossen – neben der Gestalttherapie z.B. auch die Klient-zentrierte Psychotherapie nach Rogers oder die systemische Familientherapie. Die Eingrenzung auf die o.g. drei Verfahren ist heftig umstritten und Gegenstand vieler juristischer Verfahren; bei Drucklegung dieses Buches war sie aber nach wie vor gültig.

Wie findet man eine Gestalttherapeutin?

1. Der häufigste und in vielerlei Hinsicht vielleicht beste Weg ist eine persönliche Empfehlung. Hören Sie sich in ihrem Bekannten- und Freundeskreis um, wer Erfahrungen mit Gestalttherapeutinnen gemacht hat und eine Empfehlung aussprechen kann.

2. Der unpersönlichere Weg besteht darin, sich anhand von Therapeutinnen-Listen darüber zu informieren, wer in Ihrer Gegend praktiziert. Hierzu gibt es zwei Websites, erstens die der Deutschen Vereinigung für Gestalttherapie (DVG) (www.dvg-gestalt.de). Klicken Sie auf »Therapeutenverzeichnis« und wählen Sie Ihren Postleitzahlenbereich aus. Aufgeführt sind Gestalttherapeu-

tinnen, die sich nach den Kriterien der DVG qualifiziert haben. Oder Sie rufen die Website www.gestalttherapie.de auf, klicken auf »Praxisadressen« und dann auf Ihren Postleitzahlenbereich. Aufgeführt sind Gestalttherapeutinnen, die sich gegenüber dem Betreiber der Website nach bestimmten, auf der Website genannten Kriterien für qualifiziert erklärt haben.

Wie auch immer Sie eine Gestalttherapeutin gefunden haben – vereinbaren Sie ein Vorgespräch, in dem Sie Ihre Situation und Ihr Anliegen schildern sowie prüfen können, ob Sie sich verstanden und in guten Händen fühlen. Erkundigen Sie sich nach allem, was Sie wissen wollen, und nehmen Sie sich dann ein paar Tage Zeit, Ihre Eindrücke nachwirken zu lassen und darüber nachzudenken. Beziehen Sie in Ihre Überlegungen auch mit ein, ob das Umfeld, in dem die Therapeutin tätig ist (z.B. die räumlichen Gegebenheiten), auf Sie seriös und professionell wirkt.

Falls Sie vor einer Entscheidung noch eine andere Gestalttherapeutin kennen lernen wollen, fühlen Sie sich frei, auch dort ein Vorgespräch zu führen, und vergleichen Sie dann Ihre Eindrücke. Vielleicht hilft Ihnen bei Ihrer Entscheidung auch ein Gespräch mit einer Freundin, der sie Ihre Eindrücke schildern. Möglicherweise wird Ihnen auch klar, dass Sie noch weitere Informationen und Eindrücke benötigen, um zu einer Entscheidung kommen; dann können Sie auch um ein zweites Vorgespräch bitten.

Verlassen Sie sich auf jeden Fall auf Ihren persönlichen Eindruck!

Für welche Menschen ist eine Gestalttherapie sinnvoll?

Die Gestalttherapie an sich ist für alle Menschen offen, die psychotherapeutische Unterstützung in Anspruch nehmen möchten. Allerdings haben sich einige Gestalttherapeutinnen spezialisiert und arbeiten bevorzugt mit Klientinnen, deren Problematik zu einem bestimmten Themenkreis zu rechnen ist, wie z.B. zu Essstörungen oder zu sexuellen Problemen, zu Depressionen oder zu Angststörungen. Ob eine Therapeutin sich für Ihre spezielle Problematik zuständig und kompetent fühlt, sollte u.a. Gegenstand des schon erwähnten Vorgesprächs sein. Fragen Sie eventuell schon bei der telefonischen Vereinbarung des Vorgesprächs direkt nach.

Darüber hinaus ist eine Gestalttherapie auch für Menschen geeignet, die es einfach nur nützlich und anregend finden, sich bei ihrer persönlichen Entwicklung von einem anderen Menschen begleiten zu lassen. Anders gesagt: Sie müssen sich nicht ›krank‹ oder ›gestört‹ fühlen, um sich an eine Gestalttherapeutin zu wenden! Neugierde auf sich selbst oder der Wunsch, neue Möglichkeiten im Umgang mit Anderen zu entdecken, können Grund genug sein.

Ähnliches wie das, was ich über den Anlass, sich für eine Gestalttherapie zu interessieren, gesagt habe, gilt für das Alter der Klientinnen. Hier gibt es im Prinzip keine Einschränkungen, aber unterschiedliche Arbeitsschwerpunkte verschiedener Gestalttherapeutinnen. Es gibt Kolleginnen, die sich auf die Arbeit mit Kindern und Jugendlichen spezialisiert haben (dafür gibt es spezielle Ausbildungsgänge), es gibt solche, die bevorzugt mit Erwachsenen arbeiten (was in der Mehrheit der Ausbildungen für Gestalttherapeutinnen vermittelt wird), und es gibt Kolleginnen, die sich speziell mit älteren Menschen befassen (auch dafür gibt es inzwischen wegen der demographischen Veränderungen besondere Ausbildungsgänge).

Schließlich ist auch der jeweilige Bildungsgrad einer Klientin nicht unbedingt entscheidend dafür, ob sie von einer Gestalttherapie profitieren wird. Eine gewisse Übung im sprachlichen Ausdruck ist zwar sicher hilfreich, aber wegen der oben beschriebenen starken Orientierung der Gestalttherapie an nicht-sprachlichen Prozessen nicht zwingend erforderlich. Wichtiger ist die Fähigkeit und – mehr noch: – die *Bereitschaft*, sich den eigenen psychischen Vorgängen und den sie begleitenden zwischenmenschlichen Prozessen mit Interesse, Aufmerksamkeit und Geduld zuzuwenden.

In welchen Formen und in welchen Institutionen wird Gestalttherapie praktiziert?

Ich habe in diesem Buch meist die so genannte *Einzeltherapie* vor Augen gehabt, in der eine Klientin einer Therapeutin gegenübersitzt. Diese Form ist die am häufigsten praktizierte, aber nicht die einzige. Einzeltherapien werden in der Regel in wöchentlichen Sitzungen durchgeführt, aber auch zwei Stunden pro Woche oder eine Stunde alle vierzehn Tage sind nicht unüblich. Der zeitliche Abstand zwischen den Sitzungen ergibt sich einerseits aus Notwendigkeiten oder Gewohnheiten der Therapeutinnen, andererseits aus den Bedürfnissen der Klientinnen. Manchmal ist eine gewisse Dichte von aufeinander folgenden Sitzungen sinnvoll, z.B. wenn eine Klientin ›an etwas dranbleiben‹ möchte, das sie gerade besonders beschäftigt. Manchmal sind aber auch längere Abstände gut, z.B. wenn es gerade darum geht, etwas Erarbeitetes Schritt für Schritt in den Alltag zu integrieren, oder wenn ein weiterer Veränderungsschritt zu viel auf einmal wäre.

Viele Gestalttherapeutinnen bieten auch die Arbeit mit *Paaren* an, meist in der Form, dass eine Therapeutin mit dem Paar an seinen Beziehungsproblemen arbeitet, manchmal aber auch so, dass sich ein Paar aus Therapeutin und Therapeut einem Paar aus Klientin und Klient widmet. Ich persönlich mache beides: Ich arbeite allein mit Paaren, manchmal aber auch gemeinsam mit meiner Frau. Paartherapien werden üblicherweise – ähnlich wie Einzeltherapien – in wöchentlichen oder vierzehntäglichen Abständen abgehalten.

Schließlich gibt es noch die Form der *Gruppentherapie*, in der ein oder zwei Therapeutinnen mit einer Gruppe von Klientinnen arbeiten. Gruppentherapie wird entweder in kontinuierlicher Form durchgeführt, d.h. die Gruppe trifft sich in regelmäßigen Abständen, meist einmal wöchentlich; oder die Gruppentherapie findet im Rahmen eines oder mehrerer Workshops statt, d.h. die Gruppe trifft sich einmal oder mehrmals für ein paar Tage, z.B. für ein Wochenende.

Gestalttherapeutische Einzel-, Paar- oder Gruppentherapie wird in vielen verschiedenen Institutionen angeboten. Zu erwähnen sind hier nicht nur die *Praxen* niedergelassener Psychotherapeutinnen, sondern auch die psychologischen *Beratungsstellen*, die von öffentlichen Trägern wie den Kirchen bzw. Städten und Gemeinden bzw. anderen psychosozialen Verbänden (z.B. Caritas, Innere Mission) finanziert werden. Schließlich sind auch psychotherapeutische (manchmal auch »psychosomatisch« genannte) *Kliniken* Einrichtungen, in denen Gestalttherapien – meist als Einzel- oder Gruppentherapien – durchgeführt werden.

Wie lange dauert eine Gestalttherapie?

Diese Frage ist nicht leicht zu beantworten. Wie lange eine Therapie insgesamt dauert, hängt von so vielen Faktoren ab, die z.T. nicht vorherzusehen sind, dass eine zuverlässige Prognose im Einzelfall fast unmöglich ist. Zu den Faktoren, die einen Einfluss auf die Dauer der Therapie haben, gehören der Charakter und der Schweregrad der Ausgangsproblematik, die Entwicklung der therapeutischen Beziehung, die während der Therapiezeit im Alltag der Klientinnen eintretenden Lebensereignisse, die sich während des therapeutischen Prozesses und durch ihn möglicherweise ändernden Zielvorstellungen bzw. Erfolgskritierien für die Therapie, die Leichtigkeit oder Schwierigkeit, mit der die Beendigung der therapeutischen Beziehung verläuft, und vieles mehr.

Ungeachtet der Unmöglichkeit, die Dauer einer einzelnen Therapie zuverlässig vorherzusagen, gibt es allerdings einen gewissen Mittelwert, der sich im Rückblick feststellen lässt. In einer groß angelegten Untersuchung befragte Brigitte Schigl (1998), eine österreichische Gestalttherapeutin, zahlreiche frühere Klientinnen nach ihren Erfahrungen. Dabei ergab sich eine durchschnittliche Therapiedauer von 70 Wochen, also ca. eineinhalb Jahren, wobei in den meisten Fällen eine Therapiestunde pro Woche stattgefunden hatte. Die Bandbreite um diesen Mittelwert herum war allerdings groß; sie lag zwischen einem Monat und vier Jahren.

Natürlich sind Klientinnen frei, die Therapie zu beenden, wenn sie den Zeitpunkt für gekommen halten. Als Therapeut wünsche ich mir von ihnen, dass sie mich an ihren Überlegungen dazu teilnehmen lassen und uns beiden die Chance geben, in Ruhe Bilanz zu ziehen und uns zu verabschieden; dafür reichen dann meist ein oder zwei Stunden.

Wie wahrscheinlich ist der Erfolg einer Gestalttherapie?

Diese Frage ist wie die vorhergehende nicht leicht zu beantworten. Das liegt schon daran, dass die Psychotherapieforscherinnen bis heute darüber streiten, was als Therapieerfolg gelten kann. Um trotz dieses Streits zu einer Antwort zu kommen, kann man frühere Klientinnen befragen, ob sie mit den Ergebnissen ihrer Therapie zufrieden waren. Dabei legt zwar jede ihre eigenen Maßstäbe an, aber diese sind ja letztlich für die Betroffenen entscheidend.

In der oben schon erwähnten Untersuchung fragte Schigl die ehemaligen Klientinnen, ob sie ihre Ziele erreicht hätten. Das Ergebnis sah aus wie folgt: »63 KlientInnen (14,9 Prozent) sagen, sie hätten das Therapieziel zur Gänze, 209 KlientInnen (49,2 Prozent) zum größten Teil, 108 KlientInnen (25,4 Prozent) etwas, 36 KlientInnen (8,5 Prozent) nur wenig, 9 Klientinnen (2,1 Prozent) gar nicht erreicht« (1998, 46). In der graphischen Darstellung sieht das so aus:

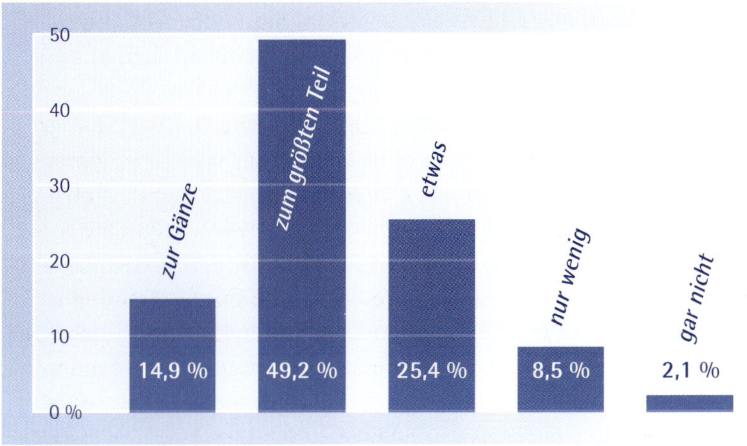

Antworten von früheren Gestalttherapie-Klientinnen auf die Frage, in welchem Maß sie ihre *Therapieziele erreicht* haben (nach Schigl 1998)

Fasst man die beiden ersten Gruppen zusammen, so kann man annehmen, dass 64,1 Prozent, also ca. zwei Drittel der Klientinnen ihre Gestalttherapie als erfolgreich erlebt hatten und damit zufrieden waren. Zusätzlich haben ungefähr ein Viertel aller Klientinnen immerhin »etwas« von dem erreicht, was es sich vorgenommen hatte. Addiert man schließlich die Zahl der »nur wenig« und »gar nicht« Zufriedenen, so müssen ca. 10 Prozent der Therapien als Misserfolge gewertet werden.

Wie schon gesagt, lässt sich die Wirksamkeit einer Psychotherapie auf vielfältige Weise untersuchen, nicht nur, indem man Klientinnen nach ihren Erfahrungen befragt. In jahrelanger sorgfältiger

Arbeit hat Uwe Strümpfel (2006) die Befunde aus den vorliegenden empirischen Untersuchungen zusammengetragen; wie man bei der Lektüre seines Buches sieht, stellen sie der Gestalttherapie insgesamt ein recht gutes Zeugnis aus.

Wie wird die Qualität der gestalttherapeutischen Arbeit gesichert?

Bei der Antwort auf diese Frage sind wiederum die Unterscheidungen zu berücksichtigen, die ich in den obigen Vorbemerkungen gemacht habe. Denn eine niedergelassene (ärztliche oder psychologische) Psychotherapeutin, die eine Kassenzulassung besitzt, muss in dieser Sache andere Kriterien, z.B. die regelmäßige Teilnahme an Fortbildungen, erfüllen als eine Psychotherapeutin, die keine Kassenzulassung hat, und wiederum andere als eine Heilpraktikerin. Die vielfältigen Bestimmungen und Vorgaben, die es hierzu gibt, kann ich an dieser Stelle nur erwähnen, aber nicht im Einzelnen darstellen. Nach meinem Eindruck sind die Anforderungen für Psychotherapeutinnen mit Kassenzulassung umfangreich und in der Tendenz eher zu hoch als zu niedrig. Psychotherapeutinnen insgesamt gelten zudem als eine Berufsgruppe mit besonders hoher Motivation zur Weiterbildung: Sie tun häufig sogar mehr als sie müssen.

Gestalttherapeutinnen, die Mitglieder der DVG sind, haben eine Ausbildung absolviert, die den Ausbildungsrichtlinien der DVG und den damit verbundenen Qualitätsstandards genügen muss. Sie haben sich außerdem gegenüber ihrem Verband verpflichtet, »ihre Kompetenz durch persönliche und professionelle Entwicklung, durch regelmäßige Supervision, Fortbildung und Eigentherapie zu fördern«. Schließlich bekennen sie sich zur Einhaltung ethischer Leitlinien, die u.a. den sorgsamen Umgang mit den Besonderheiten therapeutischer Beziehungen verlangen, zu denen natürlich auch die Einhaltung der Schweigepflicht gehört.[34]

34 Selbstverständlich wäre es falsch, aus dieser Aussage den Rückschluss zu ziehen, dass Gestalttherapeutinnen, die keine DVG-Mitglieder sind, allein deswegen keine oder weniger anspruchsvolle Maßstäbe an sich anlegen würden.

Insgesamt kann man außerdem sagen, dass Gestalttherapeutinnen in der Regel von sich aus motiviert sind, für eine gute Qualität ihrer Arbeit zu sorgen. Das liegt nicht nur an ihrem Interesse für neuere Entwicklungen in Forschung und Theorie und ihrem Verantwortungsgefühl, sondern gerade auch an der sozialrechtlichen Situation, durch die sie im Vergleich zu Therapeutinnen der drei anerkannten Therapieverfahren klar benachteiligt sind (vgl. Punkt 3 der Vorbemerkungen). Um im beruflichen Wettbewerb mit diesen bestehen zu können, sind sie gezwungen, deren Privilegien durch Qualität aufzuwiegen.

Werden die Kosten von der Krankenkasse übernommen?

In Deutschland bislang nicht. Hier herrscht zzt. noch die Regelung, dass bei niedergelassenen Psychotherapeutinnen nur die Kosten für Psychotherapien nach verhaltenstherapeutischem, tiefenpsychologisch fundiertem oder psychoanalytischem Muster von den Krankenkassen übernommen werden (vgl. Punkt 3 der Vorbemerkungen). In anderen europäischen Ländern, z.B. in Österreich, ist das schon seit einigen Jahren anders.

In Beratungsstellen, die von öffentlichen Trägern finanziert werden, wird die therapeutische Unterstützung häufig kostenlos zur Verfügung gestellt. In psychotherapeutischen Kliniken werden die Kosten meist durch die Krankenkasse oder die Rentenversicherung getragen; Genaueres erfahren Sie von der Klinik, in der Sie die Therapie durchführen wollen.

Wie lange dauert eine Therapiestunde und was kostet sie?

Gestalttherapeutinnen können ihre Tarife – ebenso wie die Dauer der Sitzungen – frei festsetzen bzw. mit Ihnen aushandeln. Ein allgemeiner Schwerpunkt liegt derzeit im Bereich von € 70 bis € 90 für 45 bis 50 Minuten, wobei es regionale Unterschiede gibt. In ländlichen Gegenden sind die Sätze häufig niedriger als in Großstädten.

Bei stationären Therapien gelten die Vereinbarungen der Kostenträger mit der jeweiligen Klinik. In der Regel erfolgt die Abrechnung der Kosten zwischen diesen beiden Institutionen, so dass Sie damit selbst nichts zu tun haben. Sie müssen jedoch bei der Vorbereitung Ihres Klinikaufenthalts sorgfältig darauf achten, dass die Frage der Kostenübernahme eindeutig geklärt ist.

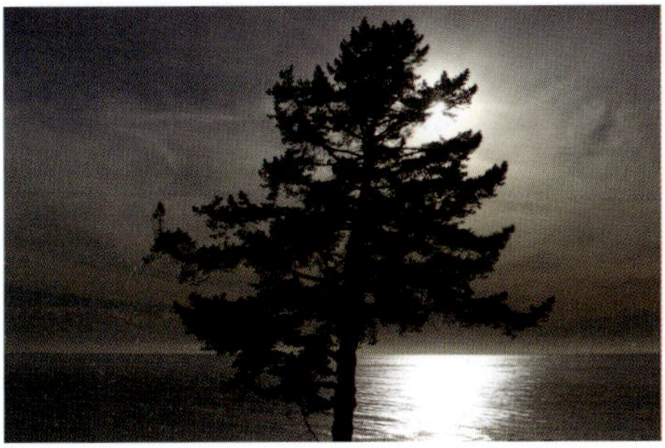

11. Zum Schluss

Liebe Leserin, lieber Leser,

ich hoffe, dass Ihnen die Lektüre dieses Buches Freude gemacht und geholfen hat, eine klarere Vorstellung davon zu bekommen, worum es sich bei der Gestalttherapie eigentlich handelt. Vielleicht hat Sie das Lesen angeregt, sich in Theorie und/oder Praxis weiter mit der Gestalttherapie zu beschäftigen.

Möglicherweise haben Sie noch andere oder weitergehende Fragen, die ich nicht beantwortet habe und die Sie auch mit Hilfe der zu jedem Kapitel angeführten ergänzenden Literatur nicht klären konnten. In diesem Fall können Sie mir gerne schreiben, und ich will versuchen, die Lücke zu schließen – nicht nur, indem ich Ihnen persönlich weitere Informationen gebe, sondern eventuell darüber hinaus, indem ich in späteren Auflagen dieses Buches entsprechende Ergänzungen einfüge. Ihre Fragen könnten so zugleich für spätere Leser nützlich werden. Auch für Anregungen anderer Art bin ich dankbar.

Ich danke Ihnen für Ihr Interesse und wünsche Ihnen alles Gute für Ihre gestalttherapeutischen Entdeckungen.

Dr. Frank-M. Staemmler, Dipl.-Psych.
Zentrum für Gestalttherapie
Kardinal-Döpfner-Platz 1
D – 97070 Würzburg
z.f.g@t-online.de

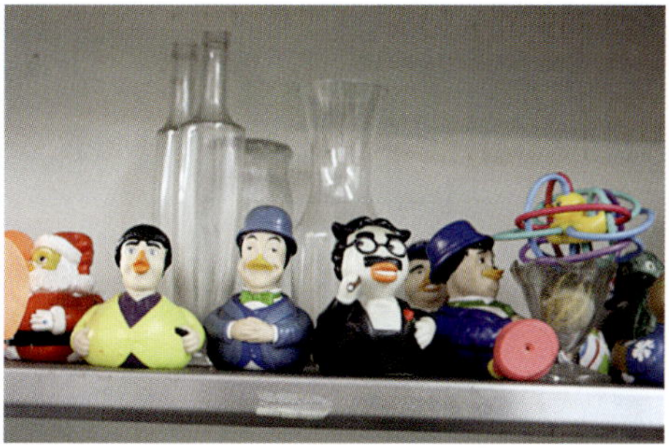

12. Anhang

Wichtige Begriffe und Namen

(im Text bei erstmaliger Erwähnung rot gesetzt)

Literatur

(vgl. auch die Hinweise am Ende der einzelnen Kapitel)

BEISSER, A.R. (1997). Die paradoxe Theorie der Veränderung. In A.R. Beisser, *Wozu brauche ich Flügel? – Ein Gestalttherapeut betrachtet sein Leben als Gelähmter* (S. 144-148). Wuppertal: Hammer.

BERGSON, H. (1912). *Schöpferische Entwicklung.* Jena: Diederichs.

BOCK, W. (2000). Der Glanz in den Augen – Wilhelm Reich als ein Wegbereiter der Gestalttherapie. In B. Bocian & F.-M. Staemmler (Hg.), *Gestalttherapie und Psychoanalyse – Berührungspunkte, Grenzen, Verknüpfungen* (S. 109-141). Göttingen: Vandenhoeck & Ruprecht.

BUBER, M. (1936). *Ich und Du.* Berlin: Schocken.

BUBER, M. (1965). *Nachlese.* Heidelberg: Lambert Schneider.

BUBER, M. (1984). *Das dialogische Prinzip.* Heidelberg: Lambert Schneider.

DORNES, M. (1993). *Der kompetente Säugling – Die präverbale Entwicklung des Menschen.* Frankfurt/M.: Fischer.

DOUBRAWA, E. (1999). Die Politik des Ich-Du – Der Anarchist Martin Buber. In E. Doubrawa & F.-M. Staemmler (Hg.), *Heilende Beziehung - Dialogische Gestalttherapie* (S. 177-187). Wuppertal: Hammer.

ERISMANN, T. (1960). Die »Unumgänglichkeit der Gestaltauffassung« und ihr »scheinbares Umgangensein« durch die Assoziationspsychologie. In F. Weinhandl (Hg.) (1960), *Gestalthaftes Sehen – Ergebnisse und Aufgaben der Morphologie – Zum hundertjährigen Geburtstag von Christian von Ehrenfels* (S. 132-144). Darmstadt: Wissenschaftliche Buchgesellschaft.

FRANKL, V.E. (1997). *Trotzdem Ja zum Leben sagen – Ein Psychologe erlebt das Konzentrationslager.* München: DTV.

FUHR, R. (1999). Praxisprinzipien – Gestalttherapie als experientieller, existentieller und experimenteller Ansatz. In R. Fuhr, M. Sreckovic & M. Gremmler-Fuhr (Hg.), *Handbuch der Gestalttherapie* (S. 417-437). Göttingen: Hogrefe.

GADAMER, H.-G. (1990). *Wahrheit und Methode – Grundzüge einer philosophischen Hermeneutik*, Band I. Tübingen: Mohr.

GOETHE, J.W. (1970). *Die Schrifen zur Naturwissenschaft, elfter Band – Aufsätze, Fragmente, Studien zur Naturwissenschaft im Allgemeinen.* Weimar: Böhlaus Nachfolger.

GOLDSTEIN, K. (1934). *Der Aufbau des Organismus – Einführung in die Biologie unter besonderer Berücksichtigung der Erfahrungen am kranken Menschen.* Den Haag: Nijhoff.

GRAWE, K. (1998). *Psychologische Therapie.* Göttingen: Hogrefe.

HARRINGTON, A. (2002). *Die Suche nach Ganzheit – Die Geschichte biologisch-psychologischer Ganzheitslehren: Vom Kaiserreich bis zur New-Age-Bewegung.* Reinbek: Rowohlt.

HEIDEGGER, M. (1953). *Sein und Zeit.* Tübingen: Niemeyer.

HÖLL, K. (1993). Paul Goodmans Gesellschaftsanalyse, oder: Was hat die Gestalttherapie mit dem Anarchismus zu tun? – »Es ist kein schändlicher Dienstbarkeit, als wenn eyner seyn eigener knecht ist.« *Gestalttherapie 7/1*, 30-35.

KÖHLER, W. (1929/1947). *Gestalt psychology: An introduction to new concepts in modern psychology.* New York: Liveright.

LÉVINAS, E. (1987). *Totalität und Unendlichkeit – Versuch über die Extoriorität.* Freiburg & München: Alber.

LAO TSE (1980). *Tao Te King* (in der Bearbeitung von Gia-Fu Feng und Jane English). Haldenwang: Irisiana.

MERLEAU-PONTY, M. (1966). *Phänomenologie der Wahrnehmung.* Berlin: de Gruyter.

PERLS, F.S. (1974). *Gestalt-Therapie in Aktion.* Stuttgart: Klett-Cotta.

PERLS, F.S. (1976). *Grundlagen der Gestalttherapie – Einführung und Sitzungsprotokolle.* München: Pfeiffer.

PERLS, F.S. (1978). *Das Ich, der Hunger und die Aggression – Die Anfänge der Gestalttherapie.* Stuttgart: Klett-Cotta.

PERLS, F.S. (1981). *Gestalt-Wahrnehmung – Verworfenes und Wiedergefundenes aus meiner Mülltonne.* Frankfurt/M.: Verlag für Humanistische Psychologie.

PERLS, F.S. (1980). *Gestalt, Wachstum, Integration – Aufsätze, Vorträge, Therapiesitzungen* (H.G. Petzold, Hg.). Paderborn: Junfermann.

PERLS, F.S., & BAUMGARDNER, P. (1990). *Das Vermächtnis der Gestalttherapie.* Stuttgart: Klett-Cotta.

PERLS, F.S., HEFFERLINE, R., & GOODMAN, P. (2006). *Gestalttherapie – Grundlagen der Lebensfreude und Persönlichkeitsentfaltung* (siebte, neu übersetzte Auflage). Stuttgart: Klett-Cotta.

PERLS, F.S., HEFFERLINE, R., & GOODMAN, P. (2007). *Gestalttherapie – Zur Praxis der Wiederbelebung des Selbst.* (9., vollständ. überarb. Aufl.) Stuttgart: Klett-Cotta.

PERLS, L. (1989). *Leben an der Grenze – Essays und Anmerkungen zur Gestalttherapie.* Köln: Edition Humanistische Psychologie.

PERLS, L. & ROSENBLATT, D. (2005). *Meine Wildnis ist die Seele des Anderen – Der Weg zur Gestalttherapie – Lore Perls im Gespräch mit Daniel Rosenblatt & a.* (A. & E. Doubrawa, Hg.). Wuppertal: Hammer.

POLSTER, E. (2006). *Uncommon ground: Harmonizing psychotherapy and community to enhance everyday living.* Phoenix, AZ: Zeig, Tucker & Theisen.

SARTRE, J.-P. (1969). *Drei Essays.* Frankfurt/M. & Berlin: Ullstein.

SCHIGL, B. (1998). *Evaluationsstudie zur Integrativen Gestalttherapie – Wirkung und Wirkfaktoren aus katamnestischer Sicht der KlientInnen.* Wien: Fachsektion für Integrative Gestalttherapie im ÖAGG.

SIMKIN, J.S. (1994). *Gestalttherapie – Mini-Lektionen für Einzelne und Gruppen.* Wuppertal: Hammer.

SMUTS, J.C. (1926/1973). *Holism and evolution.* Westport, CT: Greenwood Press.

STAEMMLER, F.-M. (2009). *Das Geheimnis des Anderen – Empathie in der Psychotherapie: Wie Therapeuten und Klienten einander verstehen.* Stuttgart: Klett-Cotta.

STAHLMANN, K. (2003). Gestalttherapie und Anarchie. *Gestalt-Kritik 12/1*, 54-63.

STRÜMPFEL, U. (2006). *Therapie der Gefühle – Forschungsbefunde zur Gestalttherapie.* Bergisch Gladbach: Edition Humanistische Psychologie.

THÜRMER-ROHR, C. (1990): Mittäterschaft und Entdeckungslust – Zur Dynamik feministischer Erkenntnis. In: Studienschwerpunkt »Frauenforschung« (Hg.), *Mittäterschaft und Entdeckungs-*

lust – Berichte und Ergebnisse der gleichnamigen Tagung vom 6.-10. April 1988 in Berlin (S. 138-154). Berlin: Orlanda Frauenverlag.

VON BERTALANFFY, L. (1951). Goethe's concept of nature. *Main Currents of Modern Thought 8/3*, 78-83.

VON EHRENFELS, C. (1890). Über »Gestaltqualitäten«. In F. Weinhandl (Hg.) (1960), *Gestalthaftes Sehen – Ergebnisse und Aufgaben der Morphologie – Zum hundertjährigen Geburtstag von Christian von Ehrenfels* (S. 11-43). Darmstadt: Wissenschaftliche Buchgesellschaft.

WERTHEIMER, M. (1925). Über Gestalttheorie. *Philosophische Zeitschrift für Forschung und Aussprache 1*, 39-60.

WHEELER, G. (1993). *Kontakt und Widerstand – Ein neuer Zugang zur Gestalttherapie.* Köln: Edition Humanistische Psychologie.

WHEELER, G. (2004). *Gestalt therapy* (DVD). American Psychological Association (Produzent), Series 1: Systems of psychotherapy, hosted by Jon Carlson.

WITTGENSTEIN, L. (1971). *Philosophische Untersuchungen.* Frankfurt/M.: Suhrkamp.

YONTEF, G.M., & SIMKIN, J.S. (1989). Gestalt therapy. In R.J. Corsini & D. Wedding (Hg.), *Current psychotherapies* (S. 323-361). Itasca, IL: Peacock.

ZINKER, J.C. (1982). *Gestalttherapie als kreativer Prozeß.* Paderborn: Junfermann.

Bildernachweis

Die Bilder auf den folgenden Seiten stammen von Oliver Heisch, Köln (www.oliver-heisch.de): 7, 9, 11, 15, 23, 31, 39, 40, 45, 59, 69, 77, 89, 99, 101.

Das Bild auf Seite 51: Frederick S. Perls (ca. 1968). Fotograf unbekannt; sollte sich jemand durch die Verwendung dieses Bildes in seinen Urheberrechten berührt sehen, wird um Kontaktaufnahme mit Autor oder Verlag gebeten.

Die Bilder auf Seite 61:
- »Takete und Maluma«: Aus Köhler, W. (1929/1947), *Gestalt psychology: An introduction to new concepts in modern psychology.* New York: Liveright.
- »H[asen]-E[nten]-Kopf«: Aus Wittgenstein, L. (1971). *Philosophische Untersuchungen.* Frankfurt/M.: Suhrkamp.

GESTALTTHERAPIE

Herausgegeben von der Deutschen Vereinigung für Gestalttherapie, DVG
Geschäftsstelle: Grünberger Str. 14, 10243 Berlin
www.dvg-gestalt.de
Erscheint zweimal jährlich / ca. 112 Seiten

Die Zeitschrift GESTALTTHERAPIE erscheint seit 1987 und wird von einem Redaktionsteam der Deutschen Vereinigung für Gestalttherapie erstellt.

Die GESTALTTHERAPIE hat einen seit Jahren kontinuierlich wachsenden Stamm an Abonnenten und ist gleichzeitig die Mitgliederzeitschrift der DVG.

In der GESTALTTHERAPIE veröffentlichen Autorinnen und Autoren aus dem In- und Ausland, deren Beiträge dem Austausch und der Diskussion der Theorie und Praxis der Gestalttherapie sowie der kritischen Analyse und Weiterentwicklung gestalttherapeutischer Ansätze in den verschiedenen Anwendungsbereichen, wie z.B. klinischer Praxis, Beratung, Aus- und Weiterbildung, Supervision oder Organisationsentwicklung, dienen. Wer fundiert über Gestalttherapietheorie und -praxis informiert werden möchte, schätzt diese Zeitschrift seit Jahren, auch über Gestaltkreise hinaus.

Abos, Einzel- und Probeexemplare können Sie beim Verlag oder über den Buchhandel bestellen. Anzeigenverwaltung sowie weitere Informationen beim Verlag.

Hans Peter Dreitzel

GESTALT UND PROZESS – REFLEXIVE SINNLICHKEIT II.

Eine psychotherapeutische Diagnostik oder: Der gesunde Mensch hat wenig Charakter

Mitarbeit Brigitte Stelzer

ISBN: 978-3-89797-031-1 · 138 S., 17 teils farbige Schaubilder mit ausführlichen Erläuterungen

Dem Autor gelingt wie bereits mit seiner ersten gestalttherapeutischen Monographie (›Reflexive Sinnlichkeit I.: Emotionales Gewahrsein‹) auf Anhieb ein Standardwerk, das in Zukunft nicht mehr aus Theorie und Praxis des gestalttherapeutischen Alltags wegzudenken sein wird.

Das Buch enthält zweierlei: Es ist eine Einführung in die gestalttherapeutische Diagnostik, die als fortlaufender Text gelesen werden kann, und ein Arbeitsbuch, das zur Orientierung in der aktuellen Therapie immer wieder zu Rate gezogen werden kann.

Dieser Wegweiser ist mit seinem diagnostischen Feldatlas in jahrelanger Praxis bei Therapie und Ausbildung erprobt, angewandt und weiterentwickelt.

Der Band ist Teil eines Werks zur gestalttherapeutischen Theorie und Praxis:

- eine Phänomenologie der Gefühle: ›Reflexive Sinnlichkeit I.: Emotionales Gewahrsein‹
- eine Prozess-Diagnostik: ›Reflexive Sinnlichkeit II.: Gestalt und Prozess‹
- eine Entwicklungstheorie: ›Reflexive Sinnlichkeit III.: Schöpferisch leben lernen‹

Frank-M. Staemmler (Hrsg.)

GESTALTTHERAPIE IM UMBRUCH

Von alten Begriffen zu neuen Ideen

ISBN: 978-3-89797-013-7 · 222 S., Abb.

Führende internationale Autoren begreifen die Gestalttherapie als eine Option auf die Zukunft. Sie belegen die unverkennbare Dynamik der Gestalttherapie: Ihre Kreativität liegt darin, sowohl neue Ansätze aus sich selbst heraus zu entwickeln als auch Überlegungen aus anderen therapeutischen, psychologischen und philosophischen Quellen zu integrieren. Zentrale Begriffe der Gestalttherapie werden dargestellt, um – kreativ an die Tradition anknüpfend – einen Ansatzpunkt für eine Zwischenbilanz zu finden.

Die Autoren:

Stefan Blankertz (Verantwortung), Iris E. Fodor (Bewusstheit), Reinhard Fuhr/Martina Gremmler-Fuhr (Wachstum), Joel Latner (Ganzheitlichkeit), Christoph J. Schmidt-Lellek (Ich und Du), Frank.-M. Staemmler (Hier und Jetzt)

»Ein interessantes, lesenswertes Buch.« Rolf Merten

»Covering a wide spectrum of issues, it is an important contribution to our collective understanding ... destined to become ›classic‹ and much referred to for many years to come.«

Malcom Parlett, British Gestalt Journal

Uwe Strümpfel

THERAPIE DER GEFÜHLE

Forschungsbefunde zur Gestalttherapie

ISBN: 978-3-89797-015-1 · 434 S., zahlr. Tabellen und Abbildungen

Hier wird der Erfahrungsschatz der Gestalttherapie systematisch dokumentiert. Dazu wird außer einer systematischen Aufarbeitung der Forschungsbefunde zu Therapieprozessen und -wirkungen auch eine Dokumentation von Einzelfallberichten, -analysen und -studien vorgelegt. Diese eröffnen auch dem Praktiker, der an gestalttherapeutischen Arbeitsweisen interessiert ist, den Zugang zu diesem Erfahrungsschatz. Insofern ist dieses Buch nicht nur für den wissenschaftlich Interessierten konzipiert, sondern wendet sich explizit auch an praktisch arbeitende Therapeuten, die auf der Suche nach Arbeiten zu bestimmten Themenbereichen sind. Die vorgelegte Sammlung von Forschungsbefunden stellt die bislang umfassendste Forschungsübersicht zur Gestalttherapie dar.

»Wer ernsthaft interessiert ist, seine therapeutischen Überzeugungen zu überprüfen und gegebenenfalls zu revidieren, wird von diesem beeindruckenden Bericht sehr viel profitieren, auch wenn es ab und an etwas schmerzt. Und das gilt nicht nur für Gestalttherapeuten!«

Willi Butollo